"식품에 사용한 첨가물과
표시되는 첨가물은 다르다?"

겉면에 표시된 첨가물 정보만 믿다가는
나도 모르는 사이에 화학물질을 섭취한다

**소비자가 반드시 알아야 할
식품첨가물의 숨은 비밀**

- 식품첨가물의 사용 실태
- 식품첨가물이 무서운 이유
- 식품첨가물을 대하는 방식
- 소비자가 명심해야 할 점
- 특별부록 : 식품첨가물의 종류 설명

만든 사람은 절대 먹지 않는
식품첨가물의 무서운 함정

SHOKUHIN NO URAGAWA 2 JITTAIHEN by Tsukasa Abe
Copyright ⓒ 2014 by Tsukasa Abe
All rights reserved.
No part of this book may be used or reproduced in any manner
whatsoever without written permission except in the case of brief quotations
embodied in critical articles and reviews.
Originally published in Japan by TOYO KEIZAI INC.
Korean translation copyright ⓒ 2016 by Kugil Publishing Co. Ltd.
Korean edition is published by arrangement with TOYO KEIZAI INC.
through BC Agency.

이책의 한국어판 저작권은 BC 에이전시를 통한
저작권사와의 독점계약으로 ㈜국일출판사에 있습니다.
저작권법에 의해 한국 내에서 보호를 받는 저작물이므로
무단전재와 무단복제를 금합니다.

인간이 만든
위대한 속임수

식품
첨가물 2

아베 쓰카사 지음 | 정만철 옮김

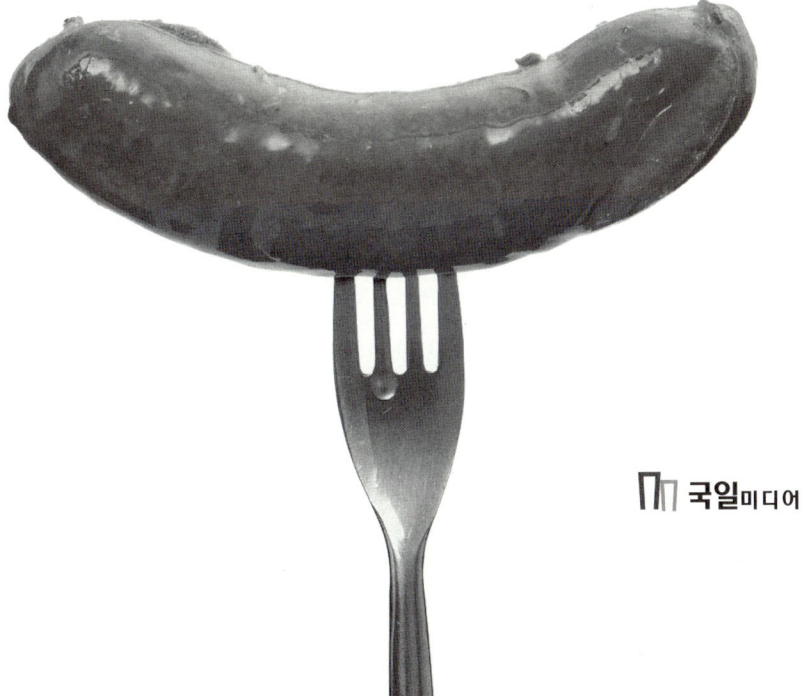

국일미디어

프롤로그

"『식품첨가물』이 식생활을 바꿔 놓았어요."
"아베 씨 덕분에 식품첨가물에 관심을 갖게 되었습니다."
"식생활을 바꾸면서 가족의 건강이 아주 좋아졌답니다."

전혀 생각지도 못한 일이었지만, 이 책의 전편이(한국어판 『인간이 만든 위대한 속임수 식품첨가물』) 독자들에게 오랜 기간 사랑을 받아 베스트셀러가 되면서 이런 이야기를 들을 기회가 많아졌다.

매일같이 엄청난 양의 식품첨가물이 식품가공에 사용되며 상품으로 슈퍼마켓이나 편의점에서 판매되고, 그것을 어른이고 아이고 아무 거리낌 없이 구입해서 섭취하고 있다.

이러한 현대인의 식생활에 전편의 내용이 작게나마 문제제기를 했다면 아주 감사한 일이다. 하지만 전편을 집필한 2005년부터 오늘날까지 식품첨가물 문제가 개선되었다고 할 수 있을까? 안타까운 일이지만 전혀 변화가 없었다. 오히려 해마다 이 문제는 심각해지고 있다.

변함없이 편의점에서는 각종 첨가물이 들어간 도시락이나 삼각김밥이 대량으로 판매되고 있으며, 외식 체인점에서는 수입식품과 조리식품prepared food을 전자레인지로 가열하여 소비자에게 내놓는다.

이번에 『식품첨가물2』 실태편을 통해 독자들에게 꼭 전달하고 싶은 것이 있다. 바로 우리가 알지 못하는 사이에 섭취하는 식품첨가물과 염분, 당분, 지방이 무척 많다는 사실이다. 아무리 상품의 성분표를 보고 고른다고 해도, 그 표시 라벨에 적혀 있지 않은 첨가물이 들어 있을 수도 있다.

이러한 그늘에 숨겨진 부분을 독자들에게 이해하기 쉬운 형태로 보여주는 것이 나의 역할이라고 생각한다. 이 책에서는 가능한 한 숨겨진 부분을 공개했고, 이것이 독자들의 선택에 조금이나마 도움이 된다면 감사할 따름이다.

전편 『식품첨가물』을 출판한 이후 감사하게도 전국 각지에서 강연을 부탁받고 있다. 그 가운데 절반 이상은 지자체 등의 행정기관이고, 의사 모임이나 영양사의 모임과 같은 공공단체로부터 의뢰를 받는 경우도 많다.

이러한 경험을 통해서 소비자가 특히 어느 부분에 관심을 갖고 있는지 배울 수 있었는데, 이것이 가장 큰 수확이었다.

이 책은 그동안 첨가물의 사용 실태를 알아보고 첨가물에 대한 좀 더 깊은 공부를 하면서 얻은 내용을 집대성한 것이라고 할 수 있다.

첨가물이 정말로 무서운 이유

식품첨가물의 위험성을 알리는 책은 많다. "첨가물의 위험성을 미슐랭 가이드처럼 정리해 책으로 내자"는 제안도 많이 받았다. 하지만 첨가물 하나하나의 위험성을 논하는 것만으로는 첨가물이 가지고 있는 문제의 본질을 볼 수 없다.

물론 첨가물 그 자체의 안전성을 생각하는 것은 매우 중요한 일이지만, 그것보다 훨씬 더 큰 문제가 있다. 그것은 첨가물의 '마법'이다.

첨가물은 우리의 혀와 가치관을 혼란스럽게 하는 강한 힘을 가지고 있다. 그 압도적인 '마법'의 정체는 본문을 읽어가면서 차차 풀릴 것이다.

오늘날 우리의 식생활에 식품첨가물이 얼마나 들어 있는지, 첨가물이 세계적으로 자랑할 만한 각국의 전통적인 식생활을 어떻게 파괴하고 있는지… . 이런 문제를 등한시하면서 "건강한 식생활을 하자"고 목소리 높여 외쳐봤자 의미 없는 일이다.

첨가물은 스스로 끊을 수 있다

우리의 일상생활을 돌이켜보면, 살충제, 방향제, 농약, 화장품 등 많은 종류의 화학물질에 노출되어 있다. 이러한 화학물질은 우리의 생활을 매우 편리하게 해주기는 하지만, 때와 장소에 따라서는 건강과 환경에 나쁜 영향을 미칠 수도 있다.

나는 40여 년 동안 식품첨가물과 관련된 현장에서 일하고 있다. 동시에 농림수산성이 지정한 유기농인증기관에서 유기JAS(유기농식품에 관한 일본농림규격) 심의위원으로 활동하며 농약과 화학비료 문제를 다루고 있다. 또한 경제산업성에서 관할하는 국가자격인 공해방지관리자로서 환경오염물질에 관한 일도 해오고 있다.

이러한 경험을 토대로 곰곰이 생각한 결과 내가 내린 결론은 우리 생활에 깊이 침투해 있는 화학물질 가운데 가장 '알기 쉽고, 피하기 쉬운' 것이 식품첨가물이라는 사실이다. 식품첨가물은 소비자의 노력 여하에 따라 자기 입에 들어가기 전에 막을 수 있다.

예를 들어 방사능 오염이 불안하다고 해서 모두가 원자력발전소가 없는 곳으로 이사갈 수 있는 것은 아니다. 중국으로부터 미세먼지가 날아온다고 해서 공기를 바꿀 수 있는 것도 아니다. 그렇다면 적어도 위험을 줄일 수 있는 것은 스스로의 의지로 줄여야 하지 않을까?

첨가물 옹호자들은 "이 정도 양은 섭취해도 몸에 문제가 되지 않는다"라고 말하지만, 우리가 생활하면서 마주하는 화학물질은 식품첨가물만 있는 것이 아니다.

첨가물이 위험하다는 주장과 안전하다는 주장이 엇갈리지만, 그 사실이 확실하지 않다면 가능한 한 피하는 것이 좋을 것이다. 각자의 노력에 따라 식품첨가물을 전혀 섭취하지 않고 생활할 수도 있으며, 그것이 불가능한 상황이라면 그 양을 최소한으로 줄일 수도 있다.

다만 이를 위해서는 우선 첨가물이 어떻게 사용되고 있는지, 그리고 우리들의 눈에 보이지 않는 부분은 무엇인지 조금이라도 알아보는 '지식'을 가지는 것이 중요하다. 그리하여 이 책을 읽는 독자들이 자신뿐만 아니라 소중한 가족의 건강도 함께 지킬 수 있었으면 하는 바람이다.

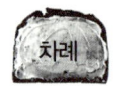

프롤로그

제1장 값싼 편의점 도시락의 진실

사용되는 첨가물과 표시되는 첨가물의 차이	15
엄마표 햄버거 도시락	17
A식품의 햄버거 도시락	19
햄버거 도시락 재료로 사용되는 첨가물	20
보이지 않는 첨가물과 숨겨진 첨가물	30
국물을 우려낸 찌꺼기로 만드는 삼각김밥	32
누구나 좋아하는 닭튀김의 비밀	33
첨가물 투성이 반찬	35

제2장 첨가물 없이는 만들 수 없는 식품

왜 이렇게 다량의 첨가물이 사용되는가?	41
① 성분 대체 – 우유의 지방 대신에 값싼 식물성 기름으로	42
② 증량 대체 – 대체전분의 대변신으로 만들어지는 물엿	49
③ 직접 증량 – 가장 저렴한 물	56
④ 모조식품 – 유사 식품을 만드는 최신 기술	58
⑤ 간단·편리 – 1큰술, 한 봉지면 만사 오케이	67
⑥ 수입·대량생산 – 값이 싸다면 어디에서 가져와도 좋아	75
⑦ 숨겨진 비법	78

제3장 첨가물 인가를 둘러싼 이상한 일들

계속해서 증가하는 식품첨가물의 종류	83
환태평양경제동반자협정(TPP)과 식품첨가물 이용	85

천연첨가물 역시 문제다 89
갑자기 사용 금지된 첨가물 91
첨가물 사용이 금지되는 이유 93
다시 부활하는 첨가물 94
어쩔 수 없이 첨가물 사용을 인가하는 경우 95
첨가물 업계는 정보를 공개하라! 97
알고 싶은 정보는 유통 단계에서 막혀 있다 98
첨가물을 감독하는 사람은 아무도 없다 99
과신과 맹신 - 안전하다고 단언하기 때문에 생기는 혼란 102

제4장 인체에 악영향을 주는 식품첨가물 – 첨가물의 직접적인 영향

합성착색료와 어린이 과잉행동장애의 관계 107
알려지지 않은 코치닐추출색소 알레르기 108
돼지의 유산과 기형 새끼 돼지 109
다양한 첨가물을 한꺼번에 섭취해도 괜찮을까? 110
상상조차 할 수 없는 첨가물의 원료 111
첨가물보다 무서운 불순물 114

제5장 첨가물이 정말로 무서운 이유 – 첨가물의 간접적인 영향

대표적인 과다섭취 3형제 119
염분, 당분, 유분의 이해하기 어려운 성분 표시 120
하루분의 염분을 단 한 끼에 섭취한다 122
30g의 지방을 단번에 먹어치우는 아이들 123
의외로 많은 트랜스지방산을 섭취하는 소비자 125
청량음료의 당분 125
식생활 가치관의 붕괴 127
엄마가 나가! 편의점이 있으니까 난 괜찮아! 128
음식물쓰레기 왕국 일본 131

편의점 식품의 실태 132
유통기한에 대한 과민반응 133
언제 가공되었는지 알 수 없는 냉장식품 134

제6장 첨가물을 어떻게 대해야 할까

문제가 발생하지 않는다고 안전한 것은 아니다 139
'좋다, 나쁘다'의 문제가 아니다 140
'99% 안전'을 안심이라 말할 수 있을까 141
'조건부 안전'이라는 말 142
과학의 한계 143
'에코칠(EcoChil)', 화학물질과 어린이 144
자료가 없어도 안심할 수 있는 '단골 가게' 145
첨가물을 대하는 3가지 원칙 147
식품의 안전성은 역사가 평가한다 156

제7장 소비자가 첨가물과 농약 사용을 부추긴다

소비자의 모순된 행동 161
깨끗한 채소가 아니면 절대 팔리지 않아 163
구부러진 오이를 집어 던지는 소비자 165
일본인들의 과도한 미의식 166
벌레가 들어간 학교급식 168
일본에서는 왜 유기농산물이 확산되지 않을까 170
값싸게 팔리는 유기농산물 – 우선순위를 재검토하자 171
㈜아비푸드의 도전 173
유기농산물을 싸게 팔아 성공한 슈퍼마켓 175
진정한 서비스란 무엇인가 176

제8장 첨가물을 줄이는 생활

첨가물을 줄이는 3가지 방법 181
❶ 필요한 것만 구입한다 181
❷ 자극적이지 않게, 재료의 맛을 살린다 187
❸ 가족이 함께 음식을 만든다 188
식생활 원칙 하나, 비부미(非不未) 189
식생활 원칙 둘, 소식과 전통식 190
세계적으로 우수한 일본의 전통 식생활 191

제9장 엄마 미안해요, 그리고 고마워요

아빠가 만드는 양념 197
세 살배기 아이들의 집중력 198
예의 바르고 인사 잘하는 어린이 199
내가 먹는 음식이 나를 만든다 201
아이들이 직접 도시락을 만드는 '도시락의 날' 203
엄마 미안해요, 그리고 고마워요 204

에필로그 208

특별부록 211

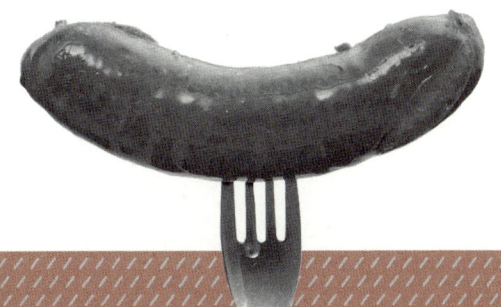

제1장

값싼 편의점
도시락의 진실

사용되는 첨가물과
표시되는 첨가물의 차이

[자료 1-1]은 시중에서 판매되는 편의점 도시락에 붙어 있는 성분표이다. 라벨에는 햄버거가 들어간 도시락을 만드는 데 사용된 재료와 첨가물이 적혀 있다. 이 편의점 햄버거 도시락의 내용물은 햄버거, 스파게티, 감자 샐러드, 채소절임, 흰쌀밥 등이다.

"식품첨가물이 이렇게나 많이 들어 있는 거야? 못 먹겠네!"

"시중에 판매되는 것이라면 이 정도는 어쩔 수 없지 않나?"

이렇게 생각하는 사람도 있을 것이다.

그렇다면 도대체 이 편의점 햄버거 도시락에 어떤 첨가물이 얼마나, 왜 사용되는 것인지 알아보자.

[자료 1-1] 시판되는 편의점 햄버거 도시락의 성분표(예)

원재료명
흰쌀밥(식염 포함), 햄버거, 스파게티, 감자 샐러드, 채소절임, 가공전분

첨가물
조미료(아미노산 등), 증점제(가공전분, 증점다당류), 글리신, 초산나트륨, pH조정제, 솔비톨, 인산(Na), 유화제, 산미료, 감미료(사카린나트륨), 보존료(솔빈산K), 향신료추출물, 착색제(캐러멜색소, 홍국색소, 홍화색소, 적102, 황4, 황5, 적106), 향료

값싼 편의점 도시락의 진실

[자료 1-2]는 편의점 햄버거 도시락에 실제로 사용된 첨가물이다. 앞의 표와 비교해 보면 [자료 1-1]에 기재되어 있는 첨가물의 종류가 훨씬 적다는 것을 알 수 있다. 왜 그럴까?

보통 편의점 도시락은 싼값을 유지하기 위해서 햄버거와 스파게티, 채소절임 등을 각각 다른 가공식품업체에서 구입해 도시락 용기에 예쁘게 포장하는 방식으로 만들기 때문이다.

[자료 1-2] 햄버거 도시락 식재료에 표시된 첨가물

❶ 햄버거	조미료(아미노산 등), pH조정제, 가공전분, 인산(Na), 착색제(캐러멜색소, 홍국색소)
❷ 데미글라스 소스	증점제(가공전분, 잔탄검), 조미료(아미노산 등), 산미료, 캐러멜색소
❸ 스파게티	조미료(아미노산 등), 산미료, pH조정제, 증점제, 치자색소, 홍국색소, 홍화색소
❹ 감자 샐러드	증점제(가공전분, 증점다당류), 솔비톨, 조미료(아미노산 등), pH조정제, 글리신, 초산나트륨, 향신료추출물
❺ 채소절임(장아찌)	조미료(아미노산 등), 산미료, 보존료(솔빈산K), 감미료(사카린나트륨), 착색제(적102, 황4, 황5, 적106), 향료
❻ 양배추 채 (채 썬 양배추)	표시 없음
❼ 흰쌀밥	유화제, pH조정제, 조미료(아미노산 등)

[자료 1-2]에는 각각의 조리식품별로 사용된 첨가물명이 전부 표시되어 있는데, 그중에는 중복되는 첨가물도 꽤 많다. 하지만 도시락으로 포장되어

편의점 냉장고에 진열되는 단계에서는 겹치는 것을 조미료, 감미료, 보존료 등과 같이 첨가물의 기능명으로 표시하는 경우가 있어 실제로 표시되는 수가 적어진다. 그러므로 햄버거 도시락에 붙어 있는 표시로는 첨가물의 정확한 실태를 파악할 수 없다.

이에 대한 자세한 내용은 이후에 좀 더 구체적으로 설명하겠지만, 햄버거 도시락의 예에서 볼 수 있듯이 첨가물이 정확하게 표시되지 않는 경우가 수없이 많다.

편의점 도시락에는 얼마나 많은 첨가물이 사용되고 있는지, 여기에서는 시중에서 판매되는 햄버거 도시락과 가정에서 어머니가 직접 만드는 도시락을 비교하면서 '표시되지 않은 것'과 '중복해서 사용되는 것'에 대해서 알아보고자 한다.

엄마표 햄버거 도시락

나는 결코 편의점에서 판매하는 햄버거 도시락을 공격의 대상으로 삼고자 하는 것은 아니다.

편의점처럼 전국적인 유통망을 통해 판매되는 인스턴트 도시락은 거의 대부분이 표시되지 않은 부분을 포함해 다량의 식품첨가물을 사용하고 있다고 볼 수 있다.

여기에서 햄버거 도시락을 예로 든 이유는 보통의 엄마들이 집에서 아이들을 위해 자주 만드는 메뉴기 때문이다. 그래서 시판되는 햄버거 도시락과 비교하기도 쉽다.

우선 엄마표 햄버거 도시락부터 보자. 햄버거는 소금으로 간을 한 다진 고기에 볶은 양파, 빵가루, 우유, 달걀, 그리고 향신료를 넣고 잘 섞어 동그랗게 모양을 만들어 굽는다.

햄버거 소스는 우스터 소스와 토마토케첩을 반반 섞은 즉석 소스를 쓴다. 햄버거 밑에는 전날 먹고 남은 스파게티를 깔고, 반찬으로 채를 썬 양배추와 감자 샐러드를 담는다. 그리고 마지막으로 흰쌀밥에 어울리는 장아찌나 피클을 얹으면 완성이다.

물론 이 과정에서는 가공용 식품첨가물이 전혀 사용되지 않는다. 엄밀하게 말하면 감자 샐러드에 사용하는 마요네즈에 들어 있는 화학조미료 정도뿐일 것이다.

한편 편의점에서 판매하는 값싼 햄버거 도시락은 어떨까? 햄버거 도시락이 어느 마을에 있는 규모가 작은 A식품공장에서 만들어졌다고 가정하자. A식품에서 생산한 도시락은 편의점과 슈퍼마켓, 그리고 생산계약을 한 기업 등에 납품된다.

플라스틱 뚜껑을 열면 이태리 남부 나폴리풍의 밝은 오렌지색 스파게티 위에 햄버거가 놓여 있고, 햄버거 위에는 반들반들 광채가 나는 짙은 갈색의 데미글라스 소스가 뿌려져 있다. 여기에 부재료로 채를 썬 양배추와 감자 샐러드, 그리고 윤기가 흐르는 흰쌀밥과 신선해 보이는 채소절임이 곁들여져 있다. 겉보기에는 너무나도 맛있어 보이는 도시락이다.

내용만 보면 가정에서 만드는 엄마표 햄버거 도시락과 차이가 없지만 싸고, 예쁜 데다가 맛까지 있다. 유통기간도 비교적 길어 며칠 동안은 냉장고에 보관해두었다가 먹을 수도 있고, 무엇보다 시간을 들일 필요가 없이 간편하게 이용할 수 있다. 아침 일찍 일어나 도시락을 쌀 필요가 없는 것이다. 이렇게 편리한 일이 또 있을까?

A식품의 햄버거 도시락

하지만 A식품은 도시락에 들어 있는 각각의 재료를 따로따로 구입해 플라스틱 용기에 예쁘게 담을 뿐이다.

A식품공장은 규모는 작지만 여러 종류의 도시락을 생산하기 때문에, 원료 하나 하나를 조리해 도시락을 만드는 것은 불가능한 일이나 마찬가지이다. 따라서 A식품은 전문적인 공장에서 조리된 각각의 재료를 사서 포장해 판매하는 것이 회사를 경영하는 데 훨씬 효율적이다. 비용이나 생산설비, 위생관리 등을 모두 고려해도 이 방법이 가장 유리하다.

A식품에서는 흰밥조차도 직접 짓지 않고, 전문 밥공장에서 구입한다. A식품공장은 공장이라고는 하지만 조리용 가마솥이나 냄비, 프라이팬 등의 조리기구는 전혀 구비되어 있지 않다.

도시락을 만드는 방법은 아주 간단하다. 플라스틱 용기를 컨베이어 벨트 위에 올려놓고 차례차례로 정해진 식재료를, 정해진 양만큼, 정해진 위치에 담을 뿐이다.

그러면 A식품에서 구입한 각각의 재료에는 어떠한 식품첨가물이 사용되었을까? 개별 식재료에 부착되는 첨가물 표시를 보면서 알아보자.

햄버거 도시락 재료로 사용되는 첨가물

❶ 햄버거(100g)

데미글라스 소스가 뿌려진 것처럼 보이는 햄버거. 사실 진짜 데미글라스 소스는커녕 일반적인 보통의 소스도, 토마토케첩도 들어 있지 않다.

고기 자체도 소고기를 사용하지 않지만, 먹어보면 소고기의 풍미가 느껴진다. 어떻게 이럴 수 있을까? 원재료를 보면서 하나하나 짚어보자.

[자료 1-3] 햄버거(구입한 재료의 표시)

원재료명
식육(계육, 돈육), 양파, 빵가루, 달걀, 우지방, 입상대두단백질, 대두단백질, 유단백질, 소고기 엑기스, 단백질가수분해물, 우유, 식염, 설탕, 향신료

첨가물
조미료(아미노산 등), pH조정제, 가공전분, 인산염(Na), 착색제(캐러멜색소, 홍국색소)

▶ 비하인드 스토리 ◀

햄버거의 주원료인 고기는 대부분 닭과 돼지고기에 소고기의 지방을 첨가한 것이다. 소의 지방을 첨가하는 것은 고기를 부드럽게 하고 소고기와 같은 맛을 내기 위해서다. 이렇게만 하면 고기가 너무 물러서 손으로는 동그란 모양을 만들 수가 없기 때문에 원형의 틀을 이용하기도 한다. 수제 햄버거와 같은 맛을 낼 수는 없지만 비용 면에서는 최고라 할 수 있다.

우선 재료에 사용되는 입상대두단백질을 살펴보자. 입상대두단백질은 육가공품의 무게를 늘리는 데 일반적으로 사용하는 것으로, 콩에서 추출한 단백질을 알갱이 모양으로 성형한 다진고기 대용품이다. 콩물(두유)을 가열하면 표면에 얇은 막이 생기는데 이를 유바 또는 두부껍질이라고 한다. 이 유바를 만드는 방법이 입상대두단백질을 만드는 원리와 비슷하다. 이렇게 만들어진 하얀 대두단백질에 캐러멜색소를 넣어 베이지색으로 착색을 한다. 이렇게 다진고기 유사품이 탄생한다.

대두단백질의 또 다른 기능은 분말 상태에서 육가공품의 식감을 부드럽게 하는 것이다. 같은 목적으로 우유에서 추출한 유단백질을 사용하기도 한다.

소고기 엑기스는 소고기 풍미를 내기 위해 사용한다. 햄버거 도시락에 사용하는 고기는 소고기가 아니기 때문에 이러한 첨가물을 이용해 소고기처럼 만든다.

단백질가수분해물[*1]은 식물이나 동물성단백질을 염산으로 가수분해하여 만드는 것으로 강한 감칠맛을 내는 천연조미료로 널리 이용되고 있다. 따라서 화학첨가물로 분류하지 않는다. 조미료(아미노산 등)[*2]는 햄버거 도시락에 사용되는 재료의 감칠맛을 더하기 위해 사용되며, 일반적으로 몇 종류의 화학조미료 혼합물을 사용한다. pH조정제[*3]는 식품의 산도 조정을 통해 변색이나 변질 등을 방지하고 보존기간을 늘리기 위해 사용하는 첨가물 혼합체.

가공전분[*5]은 다양한 용도로 사용하는데, 햄버거에서는 퍽퍽한 상태의 고기를 부드럽게 하거나 반대로 너무 무른 상태의 햄버거 모양을 단단하게 고정해주는 역할을 한다.

인산염(Na)[*6] 역시 다양한 용도로 사용되는 첨가물이며, 그 종류도 다양해 간략하게 표시하는 경우가 많다. 인산염은 가공식품 대부분에 pH조정제, 유화제 등으로 사용되며 특히 새

값싼 편의점 도시락의 진실

우 등 수산물의 중량을 늘리기 위해 사용하기도 한다. 햄버거 도시락의 경우는 다진 고기를 뭉치기 위해 사용된다.

조미료(아미노산 등), pH조정제, 가공전분 등의 세 가지 첨가물은 기능명 등으로 '일괄표시'[*16]하도록 되어 있어 구체적인 첨가물명은 표시하지 않고 있다.

갈색이나 흑색이 나게 해주는 캐러멜색소는 설탕이나 전분을 가열한 뒤에 화학적인 처리를 통해 만드는 착색제이다. 가정에서 직접 설탕을 가열해 만드는 캐러멜색소와 모양은 비슷하지만 내용을 보면 전혀 다르다.

홍국색소는 홍국균인 모나스쿠스속의 미생물에서 추출한 붉은색의 착색료이다. 캐러멜색소와 혼합해 햄버거를 적갈색으로 맛있게 보이도록 물을 들인다. 여기에서 사용된 캐러멜색소와 홍국색소는 천연착색료[*12]로 구분된다.

*1~21까지의 자세한 해설은 211쪽 [특별부록 : 알고 싶은 식품첨가물] 참고.

❷ 데미글라스 소스

본래 데미글라스 소스는 양파를 잘 볶아 브라운 소스를 만들고 여기에 토마토와 레드와인을 넣어 오랜 시간 끓여서 완성하는, 정성을 필요로 하는 소스다. 그러나 A식품의 공장에서는 데미글라스 소스를 직접 만들지 않고 전문 수프업체에서 구입한다. 이 공장에서 구입하는 데미글라스 소스는 양파를 볶고 토마토와 레드와인을 끓여 만든 '진짜'가 아니라 식품첨가물을 이용해 비슷한 맛을 낸 '가짜' 소스다.

데미글라스 소스에 첨부된 표시를 보면, 일반적으로는 도저히 상상할 수도 없는 재료뿐이다. 어떻게 이런 재료와 첨가물로 데미글라스 소스의 맛을 낼 수 있는지 불가사의한 일이다.

[자료 1-4] 데미글라스 소스(구입한 재료의 표시)

원재료명
포도당과당액당, 설탕, 토마토 페이스트, 식염, 밀가루, 아미노산액, 채소 엑기스, 닭고기 엑기스, 단백질가수분해물, 향신료

첨가물
증점다당류(가공전분, 잔탄검), 조미료(아미노산 등), 산미료, 캐러멜색소

비하인드 스토리

아미노산액은 대두단백질을 염산으로 가수분해해서 만든 것으로 화학첨가물이 아니다. 아미노산액은 간장이나 소스의 향미 증진과 증량을 위해 사용된다.
첨가물에 표시되어 있는 잔탄검은 증점다당류[*8]의 일종으로 소스의 부드러운 점성과 윤기를 내기 위해 사용한다. 점성이 오랜 시간 동안 유지되어 드레싱 등에 많이 사용되고 있다.
산미료[*7]는 소스에 신선하고 새콤한 맛을 나게 한다. 산미료는 일괄표시를 하기 때문에 새콤한 맛이 있는 다양한 첨가물이 사용되고 있는지도 모른다. 당연히 어떠한 산미료가 사용되고 있는지 표시만으로는 알 수 없다.

❸ 나폴리풍의 스파게티

햄버거 밑에 까는 이탈리아 남부의 나폴리풍 스파게티. 나폴리풍이라고 하면 당연히 토마토나 최소한 토마토케첩을 사용해야 하지만, A식품의 도시락에 사용되는 나폴리풍 스파게티에는 토마토도 토마토케첩도 들어가지 않는다.

토마토 페이스트나 케첩을 사용하는 대신 토마토분말과 산미료 등의 첨

가물로 색깔과 맛을 내는 것이 생산비 면에서 훨씬 저렴하기 때문이다.

[자료 1-5] 나폴리풍 스파게티(구입한 재료의 표시)

원재료명
면(밀가루, 식물성 유지, 식염), 설탕, 식염, 토마토분말, 소스, 간장, 향신료

첨가물
조미료(아미노산 등), 산미료, pH조정제, 증점다당류, 치자색소, 홍국색소, 홍화색소

▶ 비하인드 스토리 ◀

여기에서 사용된 간장이 다음 장에서(53쪽) 말하는 메주콩으로 만든 발효간장인지, 아미노산액 등의 화학첨가물을 넣어 맛을 낸 혼합간장인지는 알 수 없다. 하지만 구입하는 재료의 가격으로 보면 첨가물을 사용해 만든 간장일 가능성이 매우 높다. 화학적으로 만든 혼합간장의 경우 상당한 양의 첨가물이 사용되지만 도시락의 재료로 가공된 스파게티에 첨부하는 표시에는 일일이 이를 적지 않아도 된다. 이와 같이 원재료에는 들어 있지만 사용한 식품에는 미량으로 첨가되어 그 기능과 효과가 미미한 경우, 법적으로 표시를 면제받을 수 있는 제도를 '캐리오버 Carry-over[*17]'라고 한다.

한편 면을 만드는 밀가루에는 첨가물인 증점다당류[*8]를 첨가하는데, 면이 스파게티 같이 쫄깃하고 단단한 식감을 내도록 해준다. 토마토분말은 산미료와 함께 사용하며 토마토케첩 대신에 토마토 맛을 내기 위해 사용된다.

치자색소와 홍국색소, 홍화색소는 화학첨가물이 아닌 천연착색제로 구분되며 이들 착색료의 양을 조정해가면서 밝은 오렌지색의 스파게티를 만든다.

❹ 감자 샐러드

감자 샐러드에 사용하는 마요네즈는 진짜 마요네즈가 아니라 각종 첨가물을 이용해 만든 마요네즈 모양의 드레싱이다. 달걀과 식용유로 만든 마요네즈는 아니지만 모양과 맛은 일반 마요네즈와 구분할 수 없을 정도다. 결과적으로 집에서 만드는 감자 샐러드와 비슷하기는 하지만 내용물은 전혀 다를 뿐이다.

A식품에서는 2kg짜리 진공팩으로 포장된 감자 샐러드를 구입하는데, 이를 냉장고에 보관하면 60일 이상 저장이 가능하다. 따라서 한꺼번에 대량으로 구입해서 냉장고에 저장하고 사용하는 편이 비용 면에서 효율적이라는 것이 A식품 사장의 생각이다.

[자료 1-6] 감자 샐러드(구입한 재료의 표시)

원재료명
감자, 반고체상 드레싱, 옥수수, 당근, 포도당과당액당, 식염, 단백질가수분해물, 설탕, 향신료

첨가물
증점제(가공전분, 증점다당류), 솔비톨, 조미료(아미노산 등), 산미료, pH조정제, 글리신, 초산나트륨, 향신료추출물

▶ 비하인드 스토리 ◀

반고체상 드레싱은 '유사 마요네즈' 식품이다. 이 유사 마요네즈에도 많은 종류의 첨가물이 사용되지만 식품에 표시하지 않아도 된다. 캐리오버로 표시가 면제되었기 때문이다. 당연히

첨가물 덩어리인 이 식품은 일반 마요네즈보다 가격이 훨씬 저렴하다.

첨가물인 증점제(가공전분, 증점다당류)는 샐러드 전체를 부드럽게 하고 수분의 분리를 막아 샐러드의 점성을 유지하기 위해 사용된다. 일반 슈퍼마켓이나 편의점 등에서 판매되는 감자 샐러드를 먹었을 때 미끌미끌하고 텁텁한 느낌이 입 안에 남는 것을 종종 느꼈을 것이다. 이것은 증점제의 양이 과다해서 생기는 현상이다.

또 다른 첨가물인 글리신[*4]은 보존효과가 있는 아미노산이다. 초산나트륨 역시 향신료추출물과 함께 저장기간을 늘리기 위한 첨가물인데, 식품업계에서는 '저장효과 향상제'라고도 불린다. 향신료추출물은 종류가 다양해서 고추에서 추출했지만 매운맛이 없는 성분도 있다. 상하기 쉬운 도시락 반찬류에는 보존효과가 있는 첨가물이 상상을 뛰어넘을 정도로 사용되고 있다.

❺ 채소 장아찌

A식품 사장은 비용이 절감된다면 한 치의 망설임도 없다. 생산지는 어디라도 상관이 없으며, 첨가물을 사용했다 하더라도 신경 쓰지 않는다. 어찌되었든 가격이 저렴하고 보존기간만 길면 만사 오케이다.

중국산 업소용 장아찌는 1kg을 2천 원 정도에 구입할 수도 있다. 옛날 방식의 전통적인 채소 장아찌는 기본적으로 무, 가지, 작두콩, 연근, 오이, 차조기 열매, 표고버섯 등 7가지 채소를 소금에 절였다가 간장과 설탕, 맛술에 다시 절인 일종의 피클이다. 이렇게 화학첨가물을 사용하지 않는 전통적인 채소 장아찌는 색깔이 연하고 맛도 약하다.

본래 채소 장아찌는 일회용 도시락에 맛을 더하는 빠질 수 없는 재료지만, 요즘에는 식욕을 자극하는 빨간색의 화려한 장아찌가 대세를 이룬다. 빨간색으로 물을 들인 매실 장아찌가 흰쌀밥 위에 올라와 있으면 보기에도 좋을

뿐만 아니라 다른 반찬 없이도 밥을 먹을 수 있다. 무엇보다도 저렴한 가격과 겉모양이 중요한 것이다.

[자료 1-7] 채소 장아찌(구입한 재료의 표시)

원재료명
무, 오이, 가지, 연근, 생강, 차조기잎, 참깨, 포도당과당액당, 아미노산액, 간장, 식염, 양조식초, 단백질가수분해물

첨가물
조미료(아미노산 등), 산미료, 보존료(솔빈산K), 감미료(사카린나트륨), 합성착색료(적102, 황4, 황5, 적106), 향료

비하인드 스토리

첨가물인 사카린나트륨은 합성감미료[*13]로 설탕의 대체품이며 설탕보다 500배 정도 당도가 높은 것으로 알려져 있다. 즉 설탕의 500분의 1만 넣어도 되기 때문에 가격적으로 매력 있는 첨가물이다.

솔빈산K(칼륨)는 식품업계에서는 널리 알려진 합성보존료[*10]다. 착색료는 석탄 부산물인 석탄타르(coal tar)에서 유래하는 타르계의 합성착색료[*11] 네 종류를 혼합하여 밝은 적색을 내게 한다.

또한 이 도시락에 사용되는 향료는 채소절임을 만드는 데 차조기 향을 내기 위해 사용된다. 차조기 향을 내는 합성향료[*15]는 L-페릴알데히드와 리모넨, α-피넨, 나기나타케톤 등 다양한 화학물질을 조합해 만든다. 그러나 여러 가지 종류의 화학합성향료를 사용한다고 해도 '향료'로 일괄표시할 수 있다. 차조기 향은 톳조림, 다시마조림, 밥에 뿌려먹는 김자반 등에도 많이 이용되는 향료이다.

❻ 양배추 채

햄버거에 곁들인 채 썬 양배추는 시간이 지나도 아삭아삭한 식감이 유지될 뿐 아니라 하얀 색깔도 변하지 않는다. 어떻게 그럴 수 있을까?

양배추는 채를 썬 후에 살균, 소독, 산화방지, 표백을 목적으로 사용하는 차아염소산소다hypochlorite를 이용해 몇 번이고 세척과 살균을 반복한다. 양배추 고유의 맛과 향은 없어지고, 비타민C도 파괴되지만 거무스름하게 갈변하거나 수분이 말라 시드는 것을 막기 위해 차아염소산소다를 사용한다. 이렇게 해서 언제까지나 아삭아삭함을 유지할 수 있는 것이다.

일반 마트에서 판매하는 양배추 채, 다진 파 등과 같은 농산물이 고유의 맛을 잃어버리게 된 이유가 바로 이와 같이 화학약품을 사용해 살균을 반복하기 때문이다. 하지만 여기에서 사용하는 차아염소산소다는 식품에 잔류하지 않는 '가공보조제[*18]'라는 이유로 표시하지 않아도 무방하다.

❼ 흰쌀밥

"흰쌀밥에도 첨가물이 사용된다고?"

깜짝 놀랄 일이다.

편의점이나 마트에서 판매되는 삼각김밥, 도시락, 초밥 등의 소비가 늘어나면서 흰쌀밥에 대한 수요도 크게 증가하고 있다. 밥을 전문으로 생산하는 대규모 공장의 경우, 생산비와 유통기한, 원료, 외관(윤기, 색감), 식감의 향상을 목적으로 다양한 첨가물을 사용하고 있다.

다만 위와 같이 첨가물을 대량으로 사용하는 업체가 있는 반면에 첨가물을 전혀 사용하지 않고 바로 밥을 지어 판매하는 업체도 있을 수 있다. A식품과 거래하고 있는 업체는 두말할 나위 없이 첨가물을 사용해 밥을 짓고 있으며, 그 이유는 역시 생산비 절감과 보존기간 연장에 있다.

[자료 1-8] 흰쌀밥(구입한 재료의 표시)

원재료명
쌀, 식물성 식용유

첨가물
유화제, pH조정제, 조미료(아미노산 등)

■ 비하인드 스토리 ■

일반적으로 밥을 전문으로 생산하는 업체의 경우, 묵은쌀을 이용하는 경우가 많다. 묵은쌀로 밥을 지으면 푸석푸석하고 맛이 없기 때문에 식용유나 식품첨가물을 이용해 맛과 윤기를 보충한다. 삼각김밥에 '햅쌀' 마크를 붙여서 광고하는 것은 반대로 생각해보면 햅쌀 마크가 붙어 있지 않은 삼각김밥은 묵은쌀로 밥을 지었다는 이야기가 된다.

흰쌀밥에 사용되는 식물성 식용유는 첨가물은 아니지만 밥에 윤기를 더하기 위해 사용된다. 이 식용유에는 '유화제'가 포함되어 쌀밥용 기름으로 불리기도 한다. 이 쌀밥을 뜨거운 물에 말아보면 표면에 기름이 뜨는 것을 볼 수 있을 것이다. 편의점의 삼각김밥도 마찬가지다.

공장에서 밥을 짓는 데 사용하는 첨가물은 유화제, pH조정제, 조미료 이외에도 표시는 되어 있지 않지만 효소인 아밀라아제와 셀룰라아제가 사용되는 경우도 있다. 이들은 단맛, 윤기, 찰기를 향상시키기 위해 사용된다. 효소는 가열한 후에는 기능이 없어지기 때문에 표시하지 않아도 된다.

업체에 따라서는 백미에 '조미료(아미노산 등)' 표시를 하는 경우도 있는데, 이는 복수의 화학조미료를 첨가했다는 의미다.

15쪽의 [자료 1-1]을 보면 원재료명에 '쌀'이 아니라 '흰쌀밥(식염 포함)'이라고 표시되어 있다. 식염을 첨가한 흰쌀밥에는 이러한 첨가물이 다량으로 사용되고 있지만 표시는 하지 않는다. 이 역시 A식품 사장이 캐리오버로 표시를 면제받기 위해 꼼수를 부린 것일지도 모른다.

보이지 않는 첨가물과 숨겨진 첨가물

도시락에 사용되는 식품첨가물이 너무 많아 설명이 길어졌지만, 이 정도면 햄버거 도시락의 이면에 대해서 충분히 검토했다. 여기에서 다시 15, 16쪽의 [자료 1-1]과 [자료 1-2]를 비교해보고자 한다.

값싸고, 위생적이고, 게다가 먹음직스러워 보이기까지 한 도시락이지만 그 이면에는 이렇게나 많은 종류의 첨가물이 사용되고 있는 것이다. 그리고 이 첨가물들은 일반 소비자가 전혀 알 수 없는 부분이다.

왜 이런 일이 벌어지는 걸까? 그것은 우선 각 식재료에 식품첨가물을 중복으로 사용하는 일이 많기 때문이다. 더욱이 일괄표시나 캐리오버, 가공보조제 등을 이유로 실제로 사용한 첨가물의 품목을 표시하지 않기 때문이다.

또한 A식품 사장 입장에서도 자신의 회사에서 판매하는 식품에 사용된 첨가물의 목록을 전부 표시하고 싶지는 않을 것이다. 첨가물이 많이 들어간 것을 소비자들이 알게 되면, 매출에 영향을 미칠 것이라는 점을 잘 알고 있기 때문이다.

따라서 구입한 원료와 첨가물을 보면서 "이 많은 첨가물을 모두 합쳐서 일괄적으로 표시하는 방법은 없을까?", 아니면 "캐리오버로 아예 표시를 면제받는 방법은 없을까?" 등의 생각을 하게 될 것이다. 첨가물의 표시를 가능한 한 적게 할 수 있는 방법을 찾기 위해 머리를 쥐어짤 것이다. 결국 의도적으로 표시를 생략하는 일이 적지 않다.

하지만 A식품의 햄버거 도시락에 그렇게 많은 첨가물이 들어 있다고 해도 다른 도시락들과 비교하면 그렇게 나쁘지 않다. 일반 도시락집에서 판매하는 테이크아웃 도시락이나 백화점, 마트 등에서 직접 용기에 담아 판매하는 도시락의 경우에는 아예 원재료나 식품첨가물을 표시하지 않는 것이 현실이다.

제조원(용기 포장, 소분 등도 포함)과 판매원이 같을 경우에는 표시 라벨이 필요 없다는 법률이 있기 때문이다. 외식이나 테이크아웃 도시락, 판매장 내에서 조리하는 햄버거, 호텔 레스토랑, 백화점 지하의 식품코너나 대형마트에서 판매하는 뷔페 도시락 등이 이에 해당한다.

개인적인 의견이지만 테이크아웃 도시락의 경우는 포장 용기에 사용된 원재료와 식품첨가물에 대해서 충분히 표시할 수 있는 것이 대부분이다. 따라서 이들 업체는 판매하는 식품에 대해서 자발적으로 표시를 해야 할 것이다.

뷔페 도시락의 경우는 각 식품의 가격표나 메뉴 카탈로그에 표시할 수도 있다. 식품 표시의 일원화를 추진하려는 정부의 움직임이 있는 가운데, 이들 식품에 대한 표시를 의무화하는 방안도 생각해볼 수 있다. 이와 더불어 첨가물뿐만 아니라 원산지 표시도 소비자를 위해서는 반드시 추가되어야 할 부분이다.

다음으로는 값싼 도시락에 많이 사용되는 반찬류를 살펴보고자 한다.

국물을 우려낸 찌꺼기로 만드는 삼각김밥

예전에 어느 식품회사에서 국물을 우려내고 남은 가쓰오부시(가다랑어 말린 포)와 다시마 찌꺼기를 활용해 신상품을 개발하는 일을 담당한 적이 있었다. 식품업계에서는 이름만 들어도 알 수 있는 대기업에서 국물을 우려낸 찌꺼기를 활용해 또 다른 식품을 개발하려고 했던 것이다.

찌꺼기라고 해도 형태만 남아 있으면 조미료와 첨가물을 이용해 무엇이라도 만들 수 있다. 가쓰오부시 찌꺼기는 화학조미료, 단백질가수분해물, 그리고 가다랑어 엑기스로 맛을 내고, 캐러멜색소로 색을 입힌 후 아미노산 혼합 간장으로 간을 맞추면 재생 가쓰오부시로 탄생한다.

다시마 찌꺼기도 똑같은 방법으로 재활용한다. 각종 조미료와 다시마 엑기스를 이용하여 맛을 내고, 캐러멜색소로 검게 색을 입힌 다음 솔비톨을 첨가한다. 본래는 폐기되어야 할 폐기물을 재활용한 것이기 때문에 가격은 매우 낮아진다. 하지만 가격이 낮아진 만큼 가다랑어와 다시마 본연의 맛을 기대하기는 어렵다.

이렇게 만들어진 재생 가쓰오부시와 재생 다시마는 삼각김밥 안에 넣는 속재료로 사용된다. 편의점 등에서 시판되는 모든 삼각김밥이 재활용된 속재료를 사용하고 있다는 것은 아니지만, 삼각김밥의 포장비닐에 붙어 있는 표시라벨에 첨가물이 표시되어 있다면 그것은 재생품일 가능성이 매우 높다.

누구나 좋아하는 닭튀김의 비밀

값도 저렴하고 누구에게나 사랑받는 닭튀김은 도시락 반찬으로 최고 인기 메뉴다. 그야말로 닭튀김은 일반 서민들이 가장 좋아하는 음식 중의 하나임에 틀림이 없다.

닭튀김의 원재료 표시는 [자료 1-9]와 같다.

[자료 1-9] 업소용 닭튀김(가공 후 포장)

원재료명
닭고기, 간장, 생강, 마늘, 설탕, 식염, 발효조미료, 단백질가수분해물, 효모 엑기스, 식물성 유지, 향신료, 튀김옷(옥수수가루, 밀가루, 전분, 달걀흰자위분말, 대두단백질분말, 가공전분), 조미료(아미노산 등), 베이킹파우더, 증점제(잔탄검), 유화제, 착색료(아나토색소, 카로티노이드색소), 기름(팜유)

첨가물
유화제, pH조정제, 조미료(아미노산 등)

발효조미료는 쌀로 빚은 맛술의 대용으로 사용되며, 쌀보다 값싼 다른 재료로 만든 조미액이다.

효모 엑기스는 효모에서 추출한 감칠맛이 강한 천연조미료다. 보통 가정에서는 닭튀김을 할 때 튀김옷으로 밀가루와 녹말가루(감자전분)를 사용하지만, 업소용의 경우는 옥수수가루와 가공전분, 달걀흰자위분말, 증점제(잔탄검) 등이 사용된다.

튀김옷은 수분의 증발을 막고 바삭바삭한 식감을 내며, 장기간 냉동보관 시 변성을 방지하는 것이 목적이다. 분말 상태의 대두단백질과 유화제는 기름이 배어나오는 것을 방지하고 식감을 가볍게 하기 위해 사용된다.

튀김옷은 색소를 이용해 먹음직스러운 색깔을 낸다. 닭튀김에 사용되는 기름은 산화가 잘되지 않는 팜유를 사용한다. 하지만 일반적인 닭튀김 전문점에서는 향과 맛이 풍부한 콩기름이나 유채기름을 사용한다.

베이킹파우더[*9]는 튀김옷인 밀가루 반죽을 부풀게 하는 팽창제다. 주성분은 탄산수소나트륨이며, 발생하는 탄산가스가 반죽을 부풀게 한다.

이들 닭튀김 재료의 대부분은 브라질, 중국, 동남아시아 등지에서 가공된 것이며, 기름에 튀기기만 하면 되는 냉동 상태로 수입된다. 또한 튀김옷을 입혀 닭을 튀긴 후에 냉동시킨 상태로 수입하기도 한다. 냉동 닭튀김은 전자레인지를 이용해 해동하면 바로 먹을 수 있다.

첨가물 투성이 반찬

단호박조림과 톳조림, 멸치조림 등의 반찬도 가정에서 만드는 것과 업소용, 판매용이 크게 차이가 난다. "도대체 도시락 반찬에 왜 이렇게 많은 첨가물을 사용하는 거야?"라고 생각할지도 모른다.

사실은 반찬의 대부분은 중국에서 가공되어 냉동 상태로 수입되는 것이다. 외국산 음식인 것이다.

큰 봉투에 포장된 반찬은 주로 업소용 도시락이나 외식, 뷔페식 레스토랑 등에서 이용한다. 작은 알루미늄 접시에 담긴 냉동 반찬은 일반 마트에서 판매되며, 주로 도시락을 싸는 가정에서 이용한다. 냉동된 반찬은 그대로 도시락에 넣으면 보냉제 효과도 있다.

업소용 식재료를 소개하는 박람회에는 약 30여 가지 이상의 조리 반찬이 전시되는데 대부분 수입식품이다. 10여 년 전과 비교하면 종류가 많이 늘었다.

[자료 1-10] 단호박조림, 톳조림

단호박조림(냉동식품)중국산
단호박, 간장, 발효조미료, 설탕, 물엿, 다시마 엑기스, 증점제(가공전분), 트레할로오스, 조미료(아미노산 등), 감미료(스크랄로스), 착색료(캐러멜색소), 산미료

톳조림(냉동식품)중국산
톳, 당근, 간장, 맛술, 설탕, 소금, 치킨스톡, 가공전분, 단백질가수분해물, 가다랑어 엑기스, 글리신, 초산나트륨, 조미료(아미노산 등), pH조정제, 감미료(아스팔템, L-페닐알라닌화합물)

값싼 편의점 도시락의 진실

[자료 1-10]은 단호박조림 포장지에 붙은 성분표다. 트레할로오스는 자연계에 널리 존재하는 당류로 곰팡이, 효모, 식물, 곤충 등에 함유되어 있다.

트레할로오스는 식품의 수분이 빠져나가 신선함을 잃거나 식감이 퍼석퍼석하게 변하는 것을 방지하기 위해 사용된다. 맛과 식감을 유지하기 위해 사용되는 것이다. 식품업체에서는 가공식품을 '빙금 조리한 것과 같은 맛과 식감으로 유지하는 첨가물'이라고 할 정도이다.

반찬에 사용되는 산미료는 산미를 내기 위한 목적보다는 저장기간을 늘리고 뒷맛을 좋게 하기 위해서 사용된다고 볼 수 있다.

가공식품은 다양한 조미료와 엑기스류를 첨가하기 때문에 뒷맛이 나빠지는 경우가 종종 있다. 산미료를 신맛이 나지 않을 정도로 적은 양을 첨가하면 뒷맛이 상큼하다.

톳조림의 저장기간을 늘리기 위해서는 글리신과 초산나트륨, pH조정제가 사용되는데 이는 조림 등의 반찬을 만드는 데 반드시 들어가는 첨가물이다.

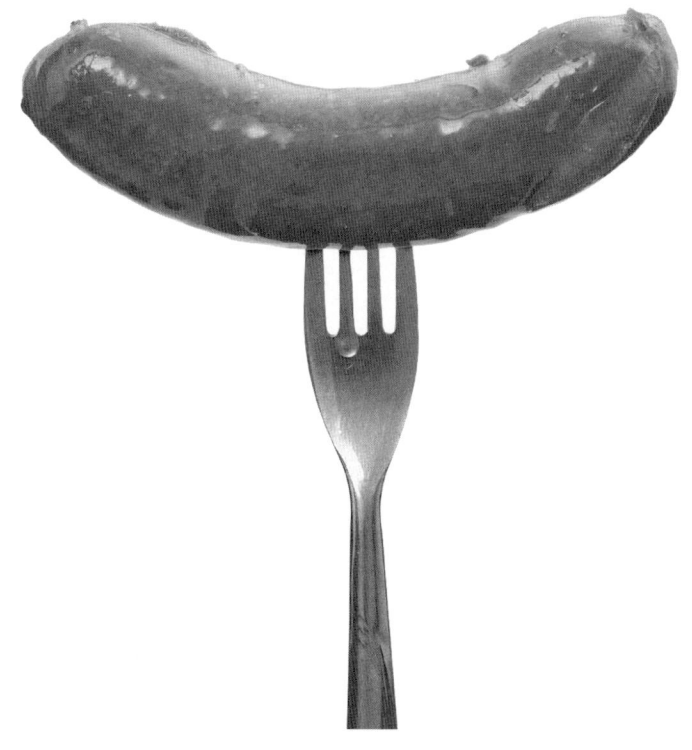

값싼 편의점 도시락의 진실　　37

제2장

첨가물 없이는 만들 수 없는 식품

왜 이렇게 다량의 첨가물이 사용되는가?

앞 장을 읽고 나면 다음과 같은 의문이 들 것이다.

"도대체 왜 이렇게 많은 첨가물이 사용되는 것일까?"

식품업체에서 첨가물을 사용하는 이유는 크게 '가격', '간단', '편리', '외형', '맛' 등으로 구분할 수 있다.

결국 첨가물을 사용하면 이들 요건을 모두 만족시킬 수 있는 식품을 제조할 수 있는 것이다.

① 가격 : 증량, 내용물 대체, 가짜·모조식품 등으로 단가를 싸게 한다.
② 간단 : 조리에 드는 수고로움을 해결한다.
③ 편리 : 보존성과 상시 이용의 요구를 동시에 만족한다.
④ 외형 : 식품의 겉모습을 먹음직스럽고 예쁘게 한다.
⑤ 맛 : 깊은 맛을 낸다.

특히 공장에서 만드는 가공식품의 값싼 '가격'의 이면에는 첨가물의 활약이 지대하다. 생산비를 절감해 가격을 낮추기 위해서는 양을 늘리고, 값비싼 음식 대신에 가짜식품으로 내용물을 뒤바꾸며(대표적인 예가 게의 살을 대신한 게맛살이다), 대량으로 생산하는 기술을 사용한다. 이러한 식품산업이라는 화려한 무대의 뒷면을 지탱하고 있는 것이 바로 식품첨가물이다.

첨가물 없이 만들 수 없는 가공식품에 대해서 ❶ 성분 대체, ❷ 증량 대체, ❸ 직접 증량, ❹ 모조식품, ❺ 간단·편리, 그리고 값싼 가격을 위한 ❻ 수입·대량생산으로 구분해 소개하고자 한다.

❶ 성분 대체 – 우유의 지방 대신에 값싼 식물성 기름으로

커피크리머, 가장 유명(?)한 모조식품

우리 주변에서 가장 쉽게 접할 수 있는 모조식품은 바로 커피크리머다.

본래 밀크커피를 만들기 위해서는 우유로 만든 생크림 사용하는 것이 일반적이다. 하지만 생크림 대용으로 사용하는 커피크리머에는 우유라고는 한 방울도 들어 있지 않다. 생크림은 가격이 비쌀 뿐 아니라 상하기도 쉬워 식품업계에서는 거의 사용하지 않는다. 첨가물을 사용해 색깔과 질감을 진짜 생크림 같이 만드는 업체의 노력은 가히 놀라울 따름이다.

크리머를 만드는 방법은 식물성 기름에 유화제를 섞어 우유와 같은 흰색의 액체를 만들고, 여기에 증점다당류를 첨가해 걸쭉한 느낌의 점성을 띠게 한 다음 캐러멜색소를 이용해 크림색을 낸다. 크림향을 내기 위해서는 합성향료를 사용한다. 이렇게 만들어진 크림 상태의 재료를 고온에서 짧은 시간 동안 살균처리해 냉각시킨 후, pH조정제를 첨가해 상온에서도 보관할 수 있도록 한다. 커피크리머는 대부분 작은 포션portion컵에 포장하는데, 포션컵에는 원재료를 표시하지 않는다. 용기가 너무 작기 때문에 표시를 하지 않아도 되는 것이다.

크리머는 첨가물을 이용해 만들었기 때문에 가격이 매우 저렴하다. 그래서 커피를 마실 때 이 액상크리머를 마음껏 이용할 수 있는 것이다.

액상크리머와 함께 자주 이용하는 것이 분말 형태의 크리머다. 분말크리머 역시 우유(유지방)는 전혀 사용되지 않으며, 식물성 유지를 분말화해서 만든다. 실제로 크리머의 원료로 우유의 유지방만을 고집하는 업체의 한 영업사원이 "우리 회사 상품은 너무 비싸서 잘 팔리지 않아요"라고 볼멘소리를 하는 것을 들은 적이 있다.

포션컵이나 스틱 등의 소포장에는 원재료에 대한 표시가 없지만 겉봉지에는 표시되어 있을 것이다. 겉봉지의 표시를 보면 크리머의 원재료가 어떤 것인지를 금방 알 수 있다.

휘핑크림, 식물성 유지로 만든 값싼 크림

케이크에 사용하는 크림은 매우 다양하다. 생크림은 우유에서 분리한 순수한 지방만을 말한다. '크림(유제품)'으로 표시하기 위해서는 순수한 유지방을 18% 이상 함유하고 있어야만 가능하다.

유지방에 유화제나 안정제를 첨가해 안정성을 높인 제품도 있는데, 이들은 '우유 등을 주원료로 하는 식품'이라고 표시하고 있다.

그런데 이러한 크림의 일부 또는 전부를 식물성 유지와 유화제 등의 첨가물을 이용해 제조한 제품이 있다. '휘핑크림' 또는 '○○휩', '토핑크림' 등으로 불리는 것들이다. 이들은 진짜 생크림이 아닌 '유사' 또는 '모조' 생크림이다. 우유의 향을 내기 위해 인공적인 향료를 사용하므로 텁텁한 맛이 혀에 남는다.

최근, 우유에 섞기만 하면 간단히 휘핑크림을 만들 수 있는 분말 형태의 제품이 큰 인기를 누리고 있는데, 이는 '식물성 휩용 유지식품'으로 표시된다.

또한 진정 작용이 있어 마취에도 이용되고 있는, 일명 웃음가스라고 불리는 아산화질소가스를 사용한 스프레이 형태의 휘핑크림이 수입 판매되고 있어 마트에서 구매할 수 있다.

[자료 2-1] 식물성 휘핑크림(예)

> 식물유지, 유제품, 설탕, 물엿, 메타린산나트륨, 카제인나트륨, 유화제, 안정제, 카로틴색소

[자료 2-2] 식물성지방 & 첨가물 혼합 유당 아이스(예)

> 【명칭】 유당 아이스
> 【원재료명】 당류(설탕, 물엿), 식물성지방(팜유, 야자유), 유제품, 옥수수, 식염
>
> **첨가물**
> 향료, 유화제, 안정제(증점다당류), 착색료(안나토색소)

위 첨가물은 손쉽게 사용할 수 있다는 장점이 있지만, 어떤 것도 첨가물 없이는 만들 수 없다.

한국에서는 그리 인기를 끌지 못했지만 휘핑크림을 아이스크림과 같이 얼

린 유당 아이스라는 것이 있다. 많은 사람이 유당 아이스를 아이스크림이라고 생각하지만, 유당 아이스는 아이스크림의 크림 부분을 유지방이 아닌 식물성 유지로 대체한 것이다[자료 2-2]. 유지방을 사용하는 것에 비해 가격이 낮기 때문이다.

마가린기름에 수소를 반응시켜 만든 인공식품

우유에서 분리한 크림을 고체 상태로 가공한 버터와는 달리, 마가린은 유지방을 전혀 포함하고 있지 않다. 마가린은 버터를 대체하기 위해 개발된 것으로 식용유지에 소금물과 색소 등을 첨가해 유화시킨 버터 상태의 유지이며, 80% 이상의 유지분을 포함하고 있다.

이 유지에는 돼지비계를 정제하여 만든 라드lard 같이, 상온에서도 고체 상태로 유지되는 '경화유'라는 기름이 이용된다. 경화유의 원료로는 야자유나 옥수수기름 등의 식물성 기름이 주로 이용되지만, 업소용의 경우는 생선기름이 사용되는 경우도 있다. 경화유를 만들기 위해서는 식물성 유지에 수소가스를 반응시켜 수소화 과정을 거친다. 화학적으로는 불포화지방산을 포화지방산으로 변화시키는 것을 의미한다.

하지만 불포화지방산인 식물성 유지에 수소를 첨가해 포화시키는 과정에서 트랜스지방산[*20]이 생성되는 문제가 나타난다. 수소화 과정을 거치지 않고 식물성 유지에 유화제만 첨가해 전혀 수분이 포함되지 않은 상태가 쇼트닝이다. 마가린은 이렇게 만들어진 경화유에 소금물, 유화제, 버터향료, 착색료를 첨가해 제조한다.

경화유의 원료와 첨가물의 종류에 따라 부드러움, 입 안에서 녹는 느낌, 버터에 가까운 식감 등 다양한 질감과 맛의 마가린을 만들 수 있다. 기름의 원료로는 주로 대두유, 카놀라유(유채기름), 팜유 등의 식물성 기름이 사용된다. 이들 기름에 수소가스를 반응시켜 포화 과정을 거치지만, 제조업체에서는 '순식물성' 마가린이라고 광고한다.

[자료 2-3] 하프 칼로리 팻 스프레드

> **원재료명**
> 식용식물유지, 식용정제가공유지, 젤라틴, 식염, 유화제, 향료, 착색료(카로틴)
> (원재료의 일부에 우유, 대두를 포함함)

마가린은 지방 함량이 80% 이상인 반면에, 지방 함량이 80% 미만인 마가린 형태의 식품을 '팻 스프레드'라고 한다. 팻 스프레드라고 하면 지방이 50%, 40%라도 상관없다. 지방을 마가린의 절반 이하로 줄이면 칼로리도 그만큼 낮아지기 때문에 제조업체는 '하프 칼로리'라고 소비자에게 어필한다. 기름이 적으면 그만큼 버터 상태와 같이 고체화하기 어려울 것이라고 생각하지만, 젤라틴이나 가공전분 등을 사용하면 완벽하게 마가린과 똑같은 제품으로 만들 수 있다.

하지만 팻 스프레드를 프라이팬 등에서 가열하면 유화제가 타버리거나 유분이 분리되기도 한다.

마가린이나 팻 스프레드가 유사 버터라는 것은 두말할 필요가 없다. 즉,

가짜 버터인 것이다.

　버터는 마가린보다 가격도 비싸고 냉장고에서 바로 꺼내면 너무 단단해 사용하기가 쉽지 않아 사용량도 그리 많지 않다. 또한 버터는 향도 강하기 때문에 마가린이나 팻 스프레드보다 지방의 섭취도 적게 할 수 있어, 장기적으로 보면 오히려 경제적이라고 할 수 있다.

　동물성 지방을 너무 많이 섭취하는 것에 대한 우려는 있지만, 버터는 오래 전부터 먹어온 전통식품 중 한 가지다. 설탕도 버터처럼 너무 많이 섭취하는 것은 문제가 될 수는 있지만, 그 자체가 나쁘다고 할 수는 없다.

　전통적인 방법으로 가공한 버터와 화학적으로 가공한 유지에 첨가물을 더해 만든 마가린, 그리고 기름을 절반으로 줄인 뒤 젤라틴과 첨가물을 넣어 가공해 칼로리를 절반으로 줄였다는 팻 스프레드. 이들 가운데 어떠한 것이 몸에 좋은지는 콕 찍어 말하지 않아도 알 수 있을 것이다.

유사 마요네즈, 마요네즈가 절대 아님

　앞서 햄버거 도시락의 감자 샐러드 이야기를 하면서 마요네즈를 언급했다. 대부분의 소비자는 편의점이나 패스트푸드점의 샌드위치, 샐러드 등에 사용되는 마요네즈를 진짜 마요네즈라고 생각하면서 먹고 있을 것이다. 하지만 원재료명을 보면 마요네즈라는 말은 어디에도 없으며, '반고체상 드레싱'이라는 표시뿐이다. 이것은 달걀 대신에 값싼 유화제를 사용한 유사 마요네즈이다.

　일본농림규격JAS[*21]에는 마요네즈에 관한 규정이 있는데 식물성 기름, 난

황(달걀노른자) 또는 달걀 전체, 양조식초 또는 감귤류의 과즙 등 세 가지 재료를 반드시 사용하도록 하고 있다. 기름의 비율도 65% 이상으로 정해져 있다. 반고체상 드레싱에 대한 규정 역시 일본농림규격에 나와 있는데 달걀을 전혀 사용하지 않아도, 기름의 비율이 10% 정도여도 상관이 없다고 한다.

마요네즈에는 화학조미료와 향신료 추출물 등의 첨가물 이외에는 사용이 불가능하다.

반면에 반고체상 드레싱에는 유화제나 마요네즈의 풍미를 내는 조미료, 착색료, 산미료, 향료 등의 첨가물 사용이 허용된다. 즉 여러 가지 첨가물을 이용해 마요네즈와 유사한 식품을 만들고 있는 것이다.

편의점에서 판매하는 우엉 샐러드나 감자 샐러드, 마카로니 샐러드, 그리고 레스토랑에서 나오는 타르타르 소스, 샐러드, 길거리 음식의 대표주자 타코야키, 오코노미야키, 햄버거 등에 사용되는 마요네즈가 맛이 없다고 느껴진다면 표시를 한번 확인해보는 것이 좋다. 대부분은 '반고체상 드레싱'이라고 표시되어 있을 것이다.

단, 음식점이나 테이크아웃 음식의 경우는 표시를 하지 않기 때문에 일반 소비자는 어떤 것이 사용되었는지 알 수가 없다.

칼로리를 반으로 줄인 유사 마요네즈

조금 복잡한 이야기이지만, '샐러드 크리미 드레싱'이라는 유사 마요네즈가 있다. 이것은 달걀의 흰자와 전분, 단백질가수분해물, 식염, 설탕류, 향신료, 유화제, 증점제, 조미료(아미노산 등), 산미료, 착색료 등의 식품첨가물을 사용해 만든 것이다. 반고체상 드레싱과의 차이는 달걀과 증점제를 사용했다는 것이다.

일본농림규격 규정에는 샐러드 크리미 드레싱은 수분이 85%까지, 유지는 10~50% 미만으로 정해져 있다. 이 말은 물로 85%까지 증량해도 무방하다는 이야기이다. 여기에서 원료인 기름을 마요네즈의 절반으로 줄이면, 칼로리도 절반으로 낮아진 마요네즈풍의 드레싱이 된다.

마요네즈 마니아인 지인의 부인은 모양도 마요네즈와 같고, 칼로리도 절반 수준이라 좋다면서 유사 마요네즈 상품을 자주 구입해 애용한다고 했다.

지방 함량은 낮고 수분 함량은 높지만, 신규로 인가된 가공전분과 잔탄검 등의 첨가물을 사용하여 마요네즈와 유사한 식품을 만들어낼 수 있는 것이다. 그러나 칼로리가 절반 수준이라고는 해도 섭취하는 양이 많아지면 오히려 마요네즈보다 칼로리가 높아진다는 것은 염두에 두어야 한다.

❷ 증량 대체 – 대체전분의 대변신으로 만들어지는 물엿

초저가 잼, 진짜 잼과의 차이는?

과일이나 채소에 설탕을 넣고 조려서 만든 진짜 잼은 증량이나 원료를 대체해서 만든 가짜 잼과는 확연한 차이가 있다. 모조 잼은 값싼 대체재료를 첨가해 만들기 때문에 가격이 매우 싸다.

예를 들어 딸기잼의 경우를 보자. 딸기잼을 가정에서 직접 만들 때는 딸기에 설탕을 넣고 약한 불에 졸인다.

이때 설탕은 딸기 중량의 40% 정도를 넣으며 다량으로 사용하면 보존효과가 있다. 전통적인 일본의 보존식품인 콩자반이나 양갱 등도 이러한 설탕의 성질을 이용한 식품들이다.

딸기와 설탕이 끓어오르면 레몬즙을 첨가하는데, 이는 딸기의 펙틴질pectic substances에 점성을 더해주고 은은한 산미를 내게 하며, 변색을 막고 보존효과를 높여준다.

그러나 증량 대체품은 위의 방법과는 전혀 다른 방법을 사용한다. 딸기, 설탕, 레몬즙이 지니고 있는 고유한 성질과 기능을 화학적으로 합성한 첨가물로 대체하는 것이다. 딸기의 신맛을 내기 위해서는 구연산을 주성분으로 하는 '산미료'를 사용하고, 딸기의 함량이 적기 때문에 '증점제'를 이용하여 점성을 높인다.

[자료 2-4]는 실제로 소매점에서 시판되는 전통적인 방법의 딸기잼(A)과 증량 대체 방법으로 가공된 모조 딸기잼(B)의 원재료 표시다.

[자료 2-4] 딸기잼 비교

A

【명칭】 딸기잼
【원재료명】 딸기, 그라뉴당, 레몬즙
【첨가물】 없음

B

【명칭】 딸기잼
【원재료명】 당류(물엿, 설탕, 포도당(액상), 딸기
【첨가물】 증점제(펙틴), 산미료(구연산 등), pH조정제(구연산나트륨), 소포제(글리세린지방산에스테르), 향료

원재료의 표시는 들어간 양이 많은 재료부터 적은 재료 순으로 표시한다. 이는 법률적으로 정해져 있어 어길 수 없다.

딸기잼 A를 보면 딸기가 첫 번째고 그라뉴당, 레몬즙 순으로 표시되어 있다. 하지만 딸기잼 B를 보면 이 잼이 진짜가 아닌 모조 딸기잼이라는 것을 금방 알 수 있다. 당류(물엿, 설탕, 포도당)가 딸기보다도 앞에 표시되어 있기 때문이다. 즉 딸기보다 물엿이나 설탕을 많이 넣어 양을 부풀렸다는 의미다. 그래서 별도로 딸기향을 내기 위한 향료와 신맛을 내기 위한 산미료 등을 사용하게 되는 것이다. 소포제는 딸기를 졸일 때 생기는 거품을 없애기 위해서 사용하는 첨가물이다.

전통적인 방법으로 만드는 딸기잼 A의 경우는 딸기를 약한 불에 끓이면서 생기는 거품을 계속해서 걷어내는 등 시간과 공을 들여 만든다. 이에 반해 딸기잼 B의 경우는 시간을 들여 딸기를 끓일 필요도 없이 기계화된 시설에서 순식간에 만들 수 있다.

푸딩, 증량 대체로 만든 푸딩은 정말 가격이 저렴할까?

편의점이나 마트에서 판매하는 푸딩도 딸기잼과 마찬가지로 수많은 식품 첨가물을 이용해 제조하는 경우가 많다. [자료 2-5]는 집에서 손수 만드는 수제 푸딩과 공장에서 만들어 일반 마트나 편의점에서 판매하는 푸딩의 재료 및 재료비를 비교한 것이다.

[자료 2-5] 푸딩의 재료 및 재료비 비교

A

수제 푸딩
100g × 3개

달걀 1개 250원
노른자 1개 250원
우유 150㎖ 400원
설탕 50g 130원
(이 가운데 20g은 캐러멜 소스용)
생크림 약간 20원

3개 1,050원(1개당 350원)

B

시판 푸딩
75g × 3개

유제품, 캐러멜시럽, 설탕, 식물유지, 우유, 옥수수전분, 달걀분말, 식염, 증점제(증점다당류), 향료, 유화제, 산미료, 카로틴색소, 비타민C

3개 1,600원(1개당 530원)

푸딩 B의 경우는 모조식품이라고까지는 말할 수 없지만, 다양한 종류의 식품첨가물을 다량 사용해 만든 것이다. A와 B를 비교하면 본래 푸딩의 재료가 어떤 것이며, 이러한 재료를 대체하기 위해 어떠한 첨가물이 사용되었는지 금방 알 수 있다.

본래 푸딩은 달걀흰자를 사용해 열을 가하면 탱글탱글한 식감이 나는데, 분말 상태의 달걀가루만 사용해서는 푸딩 고유의 단단함을 내기 어렵다. 그래서 푸딩 B의 경우는 푸딩을 단단하게 만드는 옥수수전분과 증점제(증점다당류)를 사용한다. 푸딩 A는 달걀을 사용하기 때문에 탱글탱글한 푸딩 고유의 식감이 만들어진다.

재료비는 푸딩 B가 75g짜리 3개에 약 1,600원이 드는 데 비해, 푸딩 A의 경우는 준비된 재료로 100g짜리 푸딩 3개를 만들 수 있으므로 1개당 350원 정도이다.

외식산업이나 조리된 가공식품 등은 그저 번거로움이나 주부의 수고를 덜어주는 산업일 뿐, 음식을 만드는 사람의 정성은 전혀 들어 있지 않다. 따라서 정성이 들어간 제대로 된 음식을 먹기 위해서는 어머니의 노력이 반드시 필요하다. 꼭 푸딩이 아니더라도 손수 음식을 만들어 다른 사람을 먹인다는 것은 바로 이런 일인 것이다.

간장, 화학약품으로 만든 가짜 간장

슈퍼마켓이나 대형마트 등에서 판매하는 간장에는 전통 방법으로 만든 '진짜' 간장과 각종 첨가물을 사용해 화학적으로 가공한 '유사' 간장이 있다.

전통적인 간장 담그는 방법은 다음과 같다.

우선 깨끗하게 선별된 메주콩을 물렁물렁해질 때까지 삶는다. 삶은 콩에 볶은 통밀을 섞고 누룩을 첨가한다. 누룩이 지니고 있는 효소의 힘으로 메주콩의 단백질은 아미노산으로, 전분은 당분으로 변화된다. 이것이 감칠맛 나는 간장을 만드는 방법이다.

예전에는 집집마다 전통 방법으로 간장을 담그곤 했지만, 요즘에는 전문적인 장인이 담그는 일이 많다. 전통 방법으로 만들어지는 간장은 길게는 3년 정도 걸리는 경우도 있다. 이는 오랜 기간의 경험과 감이 필요한 일이다.

이에 반해 공장에서 대량으로 만들어지는 화학간장의 경우는 전혀 다른 방법으로 만들어진다.

우선 간장의 감칠맛을 내는 아미노산액을 대량으로 제조하는데, 이때 화학적인 방법을 이용한다. 원래 단백질은 여러 가지 아미노산이 결합해서 만들어지는데, 인위적으로 콩의 단백질을 염산을 이용해 아미노산액으로 분해한다. 일반적으로 염산은 맹독성 독극물로 알려졌지만 지금은 첨가물로 인정을 받고 있다. 생산비 절감을 위해서 제조공정에 소요되는 시간을 짧게 하고, 대량으로 생산할 수 있도록 이런 방법을 사용하는 것이다. 그래서 예전에는 화학간장이라고 불리기도 했다.

여기에서 사용된 염산을 가성소다로 중화시키면 물과 소금이 된다. 염산과 가성소다는 완제품에 잔류하지 않는다는 이유로 표시하지 않아도 된다.

유사 간장에서 사용하는 대두는 콩기름을 짜고 남은 탈지가공대두(대두유박)이며, 밀 단백질인 글루텐이 일부 원료로 이용되는 경우도 있다.

이렇게 만들어진 아미노산액은 전통적으로 만드는 간장과 비교해 맛이나 향이 부족하기 때문에 다량의 식품첨가물을 사용한다. 감칠맛은 화학조미료, 색깔은 캐러멜색소, 단맛은 사카린, 짠맛을 줄이는 천연감미료[*14]인 감초, 그리고 점도는 증점다당류 등을 사용한다.

간장의 감칠맛은 대두의 단백질에서 나오는 것이기 때문에 탈지가공대두를 사용해도 기름을 짜지 않은 생콩을 사용해 만드는 간장과 맛의 차이는 크게 없다. 하지만 실제로는 누룩에 들어 있는 효소가 콩의 유지를 일부 분해해서 독특한 풍미를 내게 한다. 따라서 일반 콩을 사용하는 경우와 대두유박을 사용해 만든 간장을 비교하면 확실히 그 차이를 알 수 있을 것이다.

거르지 않은 간장 원액에 아미노산액을 첨가해서 양조한 것을 '양조간장', 단순하게 아미노산액을 희석한 것을 '혼합간장'이라고 표시한다.

오코노미야키 소스, 채소가 전혀 들어가지 않은 원료

일본농림규격에서 우스타 소스는 채소와 과일을 사용할 것, 지정된 첨가물을 사용할 것 등이 정해져 있다. 그러나 오코노미야키 소스나 야키소바 소스의 경우는 정해진 규격 자체가 없다.

[자료 2-6] 오코노미야키 소스와 야키소바 소스

오코노미야키 소스

채소, 과일(토마토, 대추, 양파, 사과, 기타), 당류(포도당과당액당, 설탕), 양조식초, 아미노산액, 식염, 주정, 간장, 향신료, 굴 소스, 효모 엑기스, 단백질가수분해물, 증점제(가공전분, 증점다당류), 조미료(아미노산 등), 캐러멜색소

야키소바 소스

설탕, 식염, 밀가루, 옥수수전분, 양조식초, 향신료, 산미료, 캐러멜색소, 조미료(아미노산 등), 감미료(사카린나트륨), 보존료(파라옥시안식향산메틸), 향료

따라서 채소나 과일을 사용하지 않아도 되고, 값비싼 현미식초 대신에 알코올을 첨가한 양조식초를 사용해도 좋다. 증량을 목적으로 규격 외의 아미노산을 사용해도 문제가 되지 않는다. 색깔은 캐러멜색소를 사용하고, 점성을 내기 위해서는 가공전분이나 증점다당류를 사용한다.

오코노미야키 소스나 야키소바 소스는 가정에서도 만들 수 있다. 첨가물을 사용하지 않고 만든 우스터 소스 50㎖(3큰술)에 설탕 2~3작은술(취향에 따라 조정 가능함), 물에 푼 감자전분 2~3작은술을 첨가해 약한 불로 가열하

첨가물 없이는 만들 수 없는 식품

면 맛있는 소스가 만들어진다.

❸ 직접 증량 - 가장 저렴한 물

모든 재료 가운데 가장 값싼 재료는 물이다. 식품을 가공할 때 물을 사용하는 것만으로도 무게나 부피를 늘릴 수 있다. 대표적인 예가 햄이다.

어느 강연회에서 한 어머니가 "선생님, 정말 이해할 수 없는 일이 있어요"라며 질문을 해왔다.

그 어머니는 어린 자녀가 음식 알레르기가 있어 식료품을 구입할 때는 늘 성분 표시를 체크하는데, 햄에 '달걀, 대두, 우유'의 알레르기 표시가 되어 있는 것을 발견하게 되었다고 한다.

"햄은 돼지고기로 만드는 것 아닌가요? 근데 왜 대두와 달걀, 우유를 사용하는 거죠?"

우선 달걀의 흰자위는 열을 받으면 단단해지는 성질이 있다. 달걀의 흰자위에서 단단해지는 성분만을 추출하면 이것이 알부민이라고 불리는 단백질이다.

대두의 경우는 대두에서 추출한 대두단백질을 말한다. 대두단백질은 기름과 물을 유화시켜 응고하게 하는 성질이 있다.

마지막으로 우유에 포함된 카제인이라는 단백질을 화학적으로 처리한 것이 카제인나트륨이라는 첨가물이다.

이 세 가지를 조미액으로 녹인 다음 발색제와 코치닐색소, 고기의 결착성을 증가시키기 위한 폴리인산염, 물엿, 젤라틴 등을 섞어 생고기에 주사한다. 이것을 잘 치댄 후 성형 튜브에 주입해 가열하면 고기에 포함된 수분이 단단해진다.

즉 알레르기 표시에 '우유, 달걀, 대두'라고는 적혀 있어도, 그 재료들을 그대로 사용하는 것이 아니라 재료에서 추출한 성분을 수분을 응고시키는 용도로 사용하는 것이다.

이들 첨가물의 주입을 통한 증량이나 맛을 내는 방법은 베이컨, 연어, 소 혓바닥 가공품의 제조에도 이용되고 있다. 어떤 제품에 '유화제' 또는 '우유, 대두'라는 표시가 있다면 모두 이 방법을 사용했다고 할 수 있다.

또한 이와 비슷한 방법으로 수입 소고기에 직접 소기름을 주입하는 방법이 있다. 대부분 수입 소고기는 기름기가 적어 푸석푸석하기 때문에 유화시킨 소기름을 주사기로 주입하는 것이다. 이렇게 해서 하루가 지나면 수분은 고기에 스며들고, 지방은 근육 사이사이에 남아 마블링이 된 것처럼 보인다. 프렌차이즈 불고기 전문점에서는 가격을 저렴하게 맞추는 것이 중요하다. 그래서 수입 소고기를 많이 사용하는데, 붉은 살코기의 육질을 부드럽게 하기 위해 이런 방법을 사용하기도 한다.

한편 부위별 포장육으로 가공할 때 나오는 자투리 고기를 첨가물로 결착해 커다란 형태로 만드는 것도 증량이라고 할 수 있다. 요즘은 식품용 순간접착제라고 불리는 효소인 트랜스글루타미나아제가 많이 사용된다. 떡갈비나 스테이크, 로스트 비프, 돈가스 등이 그렇다. 모두 첨가물 없이는 만들 수 없는 것들이다.

❹ 모조식품 – 유사 식품을 만드는 최신 기술

맥주맛 음료

지금까지 시장에 유통되던 맥주의 절반 가격밖에 되지 않는 값싼 맥주에 사람들은 열광한다. 하지만 사람들은 맥주와 발포주의 차이는 어느 정도 알아도 다른 종류는 전혀 알지 못한다. 진짜 맥주건 모조 맥주건 취하면 그만이라고 생각할 수도 있다.

맥주의 본고장 독일에서는 맥주의 원료로 맥아와 호프만 사용할 것을 엄격하게 규정하고 있다. 이것이 일본에서는 '맥아 100%, Malt'라는 표시가 있는 맥주들이다.

그런데 일본에서는 독일과 다르게 맥주의 알코올 발효를 위해 부재료로 쌀, 옥수수, 전분 등을 사용할 수 있다. 이 경우 맥주 캔의 표시에는 '쌀, 옥수수, 전분'이라고 원료가 표시된다.

맥주와 발포주의 차이는 원료인 맥아의 비율에 있다. 원료인 맥아의 비율이 낮을수록 세율도 낮아진다. 그리고 제3의 맥주라고 불리는 제품은 맥아를 거의 사용하지 않는다. 즉, 맥주 → 발포주(맥아 25%) → 제3의 맥주(맥아 0%) 순으로 가격이 낮아지는 것이 바로 맥아의 비율 때문이다.

이보다도 더 가격이 낮은 것도 있다. '신 장르'라고 불리며 주원료인 발포주에 음용 알코올을 첨가하고, 탄산가스를 주입한 후 맥주의 맛과 향을 내는 첨가물을 섞어 만든다. 제3의 맥주와 마찬가지로 맥주의 성질과 비슷하게 만든 알코올음료다. '리큐어liqueur'에 해당하기 때문에 세금이 절반으로 감소하는 주세법의 틈새를 공략하는 상품이다. 따라서 가격도 맥주에 비해 낮게 책정할 수 있다. 이에 비해 제3의 맥주는 '기타 양조주(발포성)'라고 표시한다.

[자료 2-7] 맥아 100% 맥주, 발포주, 제3의 맥주, 신 장르(예)

맥주
맥아 100%
【명칭】 맥주
【원재료명】 맥아, 호프

발포주(맥아 25%)
【명칭】 발포주
【원재료명】 맥아, 호프, 당류, 캐러멜, 효모 엑기스, 대두단백질

제3의 맥주(주세를 이유로 맥아를 사용하지 않음)
【명칭】 기타 양조주(발포성)
【원재료명】 호프, 옥수수, 당류, 양조 알코올, 식물섬유, 효모 엑기스, 옥수수단백질분해물, 산미료, 향료, 캐러멜, 색소, 구연산K, 감미료(아세슬팜K, 수크랄로스), 고미료, 탄산가스

신 장르(3배 증조 방법으로 제조)
【명칭】 리큐어(발포성)
【원재료명】 발포주, 맥아 엑기스, 호프, 당류, 캐러멜색소, 식물섬유, 효모 엑기스, 대두단백질, 아미노산(글루타민산), 아세슬팜K, 스피리츠(보리)*

*스피리츠는 증류수의 총칭으로 알코올을 말함.

첨가물 없이는 만들 수 없는 식품

누구나 만들 수 있는 신 장르 맥주

친구들과 함께 산과 들로 캠핑을 떠나서 고기를 굽고 곁들여서 맥주도 한 잔씩 마신 경험이 있을 것이다. 그러다가 맥주가 바닥나서 더 이상 마실 수 없는 아쉬운 상황이라면?

남은 것은 발포주 세 캔과 알코올 도수 25%의 소주, 그리고 탄산수뿐이다. 술에 취하면 어느 것을 마시든 상관없기는 하지만, 그래도 고기에는 역시 맥주가 최고라고 고집을 부리는 친구가 있다면 남아 있는 재료로 맥주를 만들어보자.

발포주 세 캔과 탄산수, 소주를 이용해 3ℓ의 신 장르 맥주를 만들 수 있다.

[자료 2-8] 맥주맛 음료의 배합비율

```
발포주      350㎖(1캔)
탄산수      500㎖
소주(25%)  150㎖(당밀원료)
합계        1ℓ
알코올 도수 5.5%
```

배합비율은 [자료 2-8]과 같다. 소주는 매실주를 담그는 데도 사용하는 값싼 술로, 설탕을 만들 때 나오는 당밀을 원료로 만든 알코올이다. 따라서 고구마 전분으로 만든 소주와 같은 풍미는 없지만 발포주와 탄산수를 적당량 섞으면 알코올 도수 5.5%의 맥주맛 음료가 된다.

색깔은 일반 맥주보다 투명하지만 발포주 세 캔으로 3ℓ의 맥주를 만들었으니 나쁘지 않은 방법이다. 위의 제조방법은 술을 몇 가지 혼합하는 것이므로 칵테일을 만드는 방법과 동일하다고 할 수 있다. 그러나 리큐어(발포성)라고 불리는 이 혼합주는 밀주도, 그 어떤 술도 아니다.

무과즙음료의 비밀

과즙은 대부분 새콤달콤한 향이 있다. 많은 청량음료는 이런 맛을 시럽과 첨가물로 낸다.

과즙의 당도는 10~12% 정도로 낮아 단맛을 추가하는데, 대부분 설탕이 아닌 포도당과당액당(이성질화당이라고도 함)을 사용한다. 설탕보다 포도당과당액당이 훨씬 저렴하기 때문이다.

포도당과당액당은 옥수수전분을 효소 반응을 통해 포도당으로 분해하고, 일부 포도당을 별도의 효소를 이용해 과당으로 바꿔 이 두 가지를 혼합한 것이다. 과당 함량이 많으면 포도당과당액당이 된다.

산미를 내기 위해서는 구연산이 많이 이용되곤 한다. 구연산은 과일의 새콤한 맛을 내기 위해 사용되며, 여기에 사과산이나 아스코르빈산(비타민C) 등을 혼합하기도 한다.

구연산 자체는 너무 신맛이 강해 도저히 먹을 수 없다. 어느 초등학교에서 첨가물에 대한 수업을 한 적이 있는데, 한 아이가 구연산을 손가락에 찍어 혀로 맛을 보고는 너무 신맛에 놀라 울어버린 일도 있었다. 최근 이러한 산미료는 가격이 싼 중국산이 대량으로 수입되고 있다.

이 새콤달콤한 맛을 낸 물에 탄산가스를 주입한 것이 바로 사이다다. 다르게 표현하면, 탄산수에 포도당과당액당과 같은 시럽과 구연산을 혼합한 것이 사이다인 것이다.

여기에 과즙향(합성향료)과 착색료를 첨가해 청량음료를 만든다. 착색료는 천연착색료나 합성색소를 사용한다. 오렌지색과 오렌지 향료를 섞으면 오렌지 음료, 포도색과 포도 향료를 섞으면 포도 음료가 된다. 이 음료에는 과즙이 전혀 포함되어 있지 않기 때문에 무과즙음료라고 불린다.

이런 음료 가운데 '칼로리 제로'라고 표시된 제품의 경우는 포도당과당액당을 화학합성 감미료로 대체해 사용한다. 화학적으로 합성한 감미료이기 때문에 칼로리가 전혀 없는 것이다.

시판되는 콜라 가운데도 '제로(zero)'라고 표시된 제품이 있는데, 이 또한 물 이외의 모든 재료가 화학적으로 합성한 첨가물이기 때문에 칼로리가 전혀 없다.

무과즙음료와 청량음료의 진짜 가격

앞에서 언급한 바와 같이, 무과즙음료나 청량음료의 경우 포도당과당액당 등의 시럽과 색소, 향료 등의 첨가물로 만들어지기 때문에 생산비가 매우 낮다. 500㎖짜리 무과즙음료를 만드는 데 드는 비용은 다음과 같다.

시럽이 약 60g 정도로 70~80원, 중국산 구연산(산미료)이 1g에 5원 정도, 중국산 비타민C인 아스코르빈산 1g이 100원 정도, 여기에 향료, 착색료는 가격을 산정할 수 없을 정도로 미량이 사용되기 때문에 이들을 모두 합쳐 봐야 100~200원 정도다.

이들 음료는 자동판매기에서 50㎖짜리 한 병이 1,500원에 판매되고 있다. 네 병을 사면 2ℓ에 6,000원이다. 하지만 일반 마트에서는 2ℓ 한 병이 1,500원 이하에 팔리고 있다.

500㎖ 한 병보다도 2ℓ(네 병 분량)짜리가 더 싼 것은 청량음료업계에서만 가능한 가격일 것이다.

비타민C 음료의 비밀

어느 지역의 소비생활센터가 주최한 강연회에서 한 어머니가 이런 질문을 했다.

"어떻게 레몬 70개분의 비타민C를 1큰술로 섭취할 수 있는 거죠?"

이 어머니는 유치원에 다니는 어린 자녀에게 단 음식은 거의 먹이지 않는데, 아이가 레몬음료를 너무 좋아하기도 하고 레몬음료에는 비타민C가 많이 들어 있다고 해서 마시게 한다고 했다.

이 집에서 자주 마시는 레몬음료 500㎖ 병에는 레몬 70개분의 비타민C가 들어 있다고 표시되어 있었다. 그러나 표시를 잘 살펴보면 '과즙 1%'라는 표시도 있다. 레몬 과즙 1%는 작은술 하나 정도로 약 5㎖밖에 되지 않는 양이다.

"어머니, 잘 보셨습니다. 이런 작은 의문들을 갖는 것이 첨가물을 대하는 올바른 태도의 시작입니다. 이해할 수 없는 식품은 아예 입에 넣지도 말아야 합니다"라고 대답하자 많은 참가자들이 박장대소했다.

실체는 이렇다. 실제 레몬은 생각만큼 비타민C가 많지 않으며 레몬의 신맛은 구연산 때문이다. 물론 레몬음료의 비타민C는 천연 레몬의 비타민C가 아

첨가물 없이는 만들 수 없는 식품

니라 아스코르빈산이라는 화학적으로 합성한 비타민C다.

비타민C 1g(1,000㎎)은 레몬 50개를 모아야 겨우 얻을 수 있다. 대부분 시판되는 500㎖짜리 레몬음료에 표시된 비타민C의 함량은 1,400㎎이다. 그러므로 이 음료에는 1.4g의 합성비타민C(아스코르빈산)가 포함된 것이다. 레몬 70개분에 해당하는 비타민C의 양이라는 이야기는 여기에서 비롯된 것이다.

최근 비타민음료가 많이 나오고 있는데, '비타민C 1000', '비타민C 2000'이라고 하는 것은 음료 안에 비타민C가 1,000㎎ 또는 2,000㎎ 포함되어 있다는 말이다.

양상추 세 포기분의 식이섬유가 들어 있다는 음료

'양상추 세 포기분의 식이섬유 포함'이라는 표시를 본 적이 있을 것이다. 레몬 70개분의 비타민C가 들어 있다는 것과 비슷한 표현이다.

인체에 흡수되지 않는 탄수화물을 '섬유질' 또는 '식이섬유'라고 한다. 인체에 흡수되지 않기 때문에 섬유질이라고 하는 것이다.

첨가물 가운데 폴리덱스트로스라는 것이 있다. 합성 식이섬유의 일종으로 수용성이며 투명하다. 이것은 포도당과 솔비톨, 구연산을 합성해서 만든다.

'양상추 세 포기분의 식이섬유'에서 말하는 양상추에는 생각한 것만큼 식이섬유가 많지 않다. 100g짜리 양상추 한 포기에 들어 있는 식이섬유는 0.5g 정도로 매우 적다.

즉, 합성 식이섬유인 폴리덱스트로스 1.5g을 음료에 첨가한 것만으로 '양상추 세 포기분의 식이섬유'를 포함하고 있다고 말하는 것이다. 이러한 방법까지 동원해 음료를 만들어야 하나 하는 생각에 왠지 서글픈 마음이 든다.

물에 녹지 않는 섬유질과 물에 녹는 섬유질을 2대1 비율로 섭취하는 것이 좋다는 연구 결과도 있지만, 채소를 많이 섭취하는 식생활을 한다면 간단히 해결될 문제다.

녹즙 분말에 시금치 몇 배의 비타민이 들어 있다고?

최근 인터넷 쇼핑이나 홈쇼핑에서 녹즙 분말 광고가 심심치 않게 나오고 있다. 밀싹이나 보리싹을 비롯해 케일, 시금치 분말 등 종류도 다양하다. 녹즙 분말은 일반 녹즙에 비해 쉽게 상하지 않고, 섭취하기가 편리하다는 장점이 있어 최근 건강보조식품으로 각광받고 있다.

녹즙 분말의 성분 표시를 보면 '시금치 O배의 비타민'이라는 문구를 볼 수 있을 것이다. 그 문구만 본다면 영양가가 아주 높다고 생각할 수 있다. 하지만 이것은 숫자놀음에 불과하다.

표시를 잘 살펴보면 '동중량비'라는 작은 표시가 있을 것이다. 이것은 '같은 중량으로 비교한 경우'라는 의미이다.

채소는 거의 90% 이상이 수분으로 이루어져 있다. 이 수분을 증발시켜 건조하면 중량은 10분의 1 이하로 가벼워진다.

여기에서 숫자놀음이 진가를 발휘한다. 신선한 시금치 100g과 시금치 분말 100g을 단순하게 비교하면 어떻게 될까? 3g짜리 녹즙 분말 한 봉지는 채소를 직접 짠 녹즙 33봉지와 같다. 수분이 없는 녹즙 분말이 숫자상으로는 압도적으로 영양가가 많은 것이 된다.

비타민C나 식이섬유도 마찬가지지만, 숫자로 소비자를 현혹하는 기업의 상품은 한번 의심해볼 필요가 있다.

발암물질이 들어 있는 건강기능성 콜라

'건강기능성 콜라에서 발암물질 검출'이라는 보도가 있었다. 콜라의 색깔을 내기 위해서는 캐러멜색소를 이용하는데, 이 색소에 들어 있는 4-메틸이미다졸(4-MI)이라는 성분이 암을 유발한다는 것이 알려지고, 2011년 미국에서 이 물질을 발암물질 리스트에 올리면서 논란이 시작되었다.

캐러멜은 본래 설탕을 불에 졸여서 만든다. 하지만 공장에서 대량으로 만드는 경우에는 전분과 설탕을 원료로 하며, 여기에 암모니아화합물과 아류산염 등의 화학물질을 사용한다. 이 과정에서 발암물질인 4-메틸이미다졸이 발생하는 것이다.

특히 캐러멜색소를 산성 음료에 사용할 때는 안정적인 색채를 유지하기 위해 별도의 화학처리를 한다. 식품업체에서는 '하루에 16ℓ 이상 마시지 않는 한 이상은 없다'고 하지만, 그 진실은 알 수 없는 일이다.

콜라가 특정보건용식품 즉, 건강기능성식품으로 지정받은 이유는 콜라에 들어 있는 '난소화성 말토덱스트린'이라는 기능성 식이섬유 때문인데 이는 지방의 흡수를 억제하는 효과가 있다. 난소화성 말토덱스트린은 인간이 흡수할 수 없는 인공 식이섬유로, 전분에 산을 미량 첨가해 200℃의 열을 가하면 만들어진다.

하지만 이러한 건강기능성 콜라나 녹차로 지방 흡수를 억제하기보다는 지방 섭취 자체를 줄이는 것이 훨씬 더 건강에 좋다. 현대의 고열량 식생활을 통해, 자신도 모르는 사이에 조금씩 섭취하는 지방의 양이 결국은 엄청난 양이 될 것이기 때문이다. 이러한 사실을 인지하는 것만으로도 생활이 크게 달라질 것이다.

❺ 간단·편리 – 1큰술, 한 봉지면 만사 오케이

국물 양념, 깊고 진한 국물의 비밀

최근 요리 방송이 엄청난 인기를 끌고 있다. 서점에 가면 요리책도 넘쳐난다. 그만큼 제대로 된 음식에 대한 열망이 크다는 것을 짐작할 수 있다.

요리책을 보면 책마다 국물을 우려내는 방법이 꼭 실려 있는데, 이는 요리의 기본 중의 기본이기 때문이다. 연배가 있거나 요리를 즐겨 하는 사람들이라면 국물 우려내는 방법을 모르는 사람이 없을 정도이다. 하지만 역으로 말하면, 그만큼 올바른 국물 내는 방법을 모르는 젊은 사람들이 증가하고 있다는 뜻도 된다.

그 이유는 시중에서 국물 양념을 쉽게 구입할 수 있어 굳이 번거롭게 직접 국물을 낼 필요가 없기 때문이다. 국물 양념 1큰술이면 '맛있는' 국물을 만들 수 있으며, 멸치나 가쓰오부시, 다시마 등의 찌꺼기도 남지 않는다. 귀찮게 가쓰오부시나 다시마로 국물을 우려낼 필요가 없는 것이다.

어떻게 1작은술로 2~3인분의 국물을 낼 수 있는 것일까? 양념을 만드는 회사에서 가쓰오부시와 다시마로 국물을 내고, 이를 농축해서 특별한 방법을 통해 과립 형태로 만드는 것일까?

답은 '노'다. 여기에도 식품첨가물이 이용된다. 거의 모든 인스턴트식품의 깊고 진한 맛을 내는 데는 '식염+화학조미료+단백질가수분해물' 등의 첨가물을 이용한다.

하지만 이 세 가지 기본 첨가물만으로는 어떤 맛인지 잘 모른다. 풍미가 없기 때문이다. 여기에 가쓰오부시 엑기스 등으로 풍미(향)를 더하는데, 이것이 국물 양념이다.

국물 양념에 필요한 가쓰오부시 풍미의 배합 예는 [자료 2-9]와 같다.

[자료 2-9] 가쓰오 국물 양념 배합비율(예)

식염*	30g	증량과 짠맛
유당	25g	증량과 과립 형태로 가공
화학조미료*	25g	글루타민산나트륨
		리보누클레오티드나트륨
		기타 화학조미료
가쓰오부시 엑기스	10g	향을 내기 위해 사용
다시마 엑기스	3g	
가쓰오부시 분말	3g	(업체에 따라 사용)
단백질가수분해물*	5g	

* 3가지 기본 첨가물

'○○맛 양념'이란?

[자료 2-9]의 배합에서 가쓰오부시 엑기스와 가쓰오부시 분말 대신에 다시마 엑기스로 다시마 풍미를 더하면 '다시마 국물 양념'이 된다. 가쓰오부시 엑기스와 다시마 엑기스를 같이 첨가하면 '일본풍 국물 양념', 가쓰오부시 대신에 사과 분말을 사용하면 '사과 국물 양념'이 된다.

국물 양념의 경우는 소재 본연의 맛은 필요 없고 가쓰오부시, 다시마, 사과처럼 풍미(향)가 강한 것이면 된다. 진한 국물 맛은 위의 세 가지 첨가물이 책임져주기 때문이다.

일본풍 국물 양념에 간장 분말을 첨가하고, 건조한 파를 배합한 것이 '맑은 국물 양념'이다. 더욱이 여기에 송이버섯 향을 추가하면 '송이버섯 맑은 국물 양념'이 된다.

또한, 일본풍 국물 양념에 분말 간장과 건조한 연어 조각을 배합하면 '연어 오차쓰케(녹차에 밥을 말아먹는 일본음식-옮긴이) 양념', 또는 '연어 죽 양념'이다.

식염, 화학조미료, 단백질가수분해물 등 세 가지 첨가물에 돼지고기 엑기스(돼지고기 풍미)와 닭고기 엑기스(닭고기 풍미)를 혼합한 것이 '중화풍 국물 양념'이다. 또한 이들 세 가지 첨가물에 닭고기 엑기스와 채소 엑기스, 간장, 향신료를 첨가하면 치킨 콩소메consomme 또는 치킨 부용bouillon, 치킨 스톡stock이 된다.

[자료 2-10] 콩소메 수프 배합비율(예)

식염*	40g
화학조미료*	10g
닭고기 엑기스	10g
단백질가수분해물*	10g
설탕	10g
채소 엑기스	3g
향신료	2g
닭고기 기름 분말	8g
캐러멜 분말	0.5g

* 3가지 기본 첨가물

* 부용이나 스톡의 경우는 배합이 약간 다름

[자료 2-10]은 치킨 콩소메 수프 배합비율의 예다. 식염과 화학조미료, 염산분해 조미료인 단백질가수분해물로 기본적인 맛을 만든다.

서양식 고형 수프의 경우는 위의 기본 첨가물에 풍미를 내기 위해 소고기 엑기스, 닭고기 엑기스, 채소 엑기스 등을 혼합하고 소기름을 이용해 단단하게 한다.

이렇게 첨가물과 엑기스로 만들어진 인스턴트식품을 맛있다고 하는 것을 보면 안타까운 마음이 든다. 요리를 전문적으로 연구하는 요리 연구가 가운데도 과립 형태의 인스턴트 국물 양념이나 고형의 콩소메, 부용 등을 사용하는 사람이 있는데 미각에 문제는 없는지 걱정되기도 한다.

[자료 2-11]은 일반 가정에서 편리하게 사용하는 조미료다.

[자료 2-11] 사용이 편리한 조미료의 내용물(배한 예)

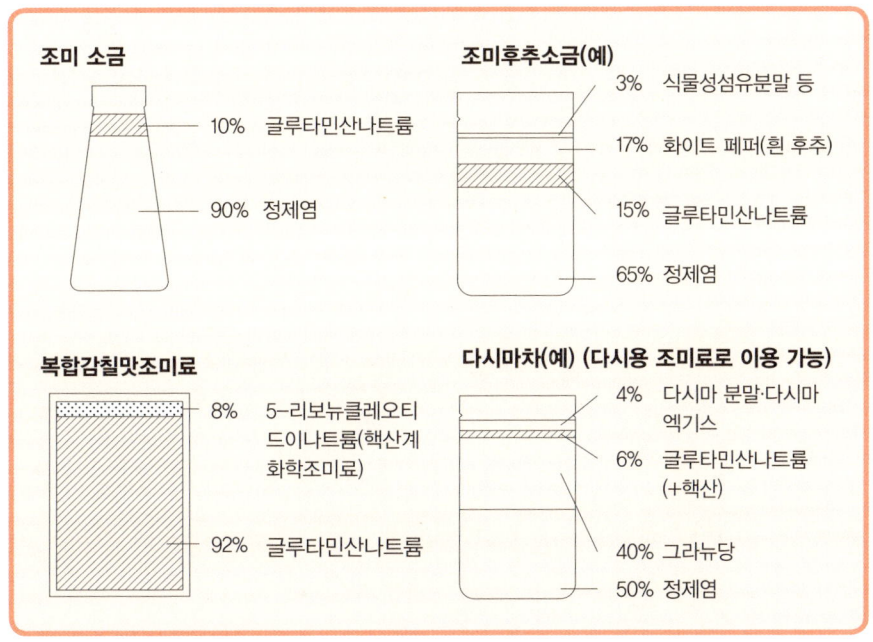

국물 팩의 과장된 표시

멸치나 새우, 다시마 등의 천연재료를 사용한 국물 팩의 포장재에는 '보존료, 화학조미료 무첨가' 등의 표시가 되어 있는 것을 쉽게 볼 수 있다.

그 중에는 가쓰오(가다랑어)나 마른 잔멸치를 분말 상태로 갈아 부직포에 담은 것도 있지만, 화학첨가물에 가까운 재료를 담은 것도 있다.

우선, '합성보존료 미사용'이라는 표현만으로는 어떠한 보존료도 사용하지 않았다는 말인지 아닌지 판단하기가 어렵다. 본래 국물 팩의 재료가 되는 건조한 해산물에는 특별히 보존료를 첨가할 필요가 없다.

솔빈산, 안식향산이라고도 불리는 벤조산, 나이신 등의 합성보존료는 국물 팩에는 사용할 수 없다. 따라서 국물 팩 포장에 이러한 표시를 하는 것은 쓸모없는 과장된 표현이라고 할 수 있으며, 이는 마치 축구선수가 "나는 손은 전혀 사용하지 않고 이겼다!"라고 자랑하는 것과 마찬가지다.

다음으로 '화학조미료 무첨가'라는 표시를 보자. 화학조미료는 사용되지 않았을지도 모르겠지만, 효모 엑기스나 단백질가수분해물 등이 첨가되는 경우가 있다.

내가 화학조미료 회사에서 신제품을 개발할 때 "화학조미료는 이미지가 좋지 않으니 천연소재로 대체할 수 있는 방법을 찾아 주었으면 좋겠어"라는 요청을 받는 일이 있었다. 그럴 때면 효모 엑기스를 화학조미료 대신 사용하곤 했다. 이 효모 엑기스는 토룰라 효모균torula utilis을 배양하여 추출한 것으로 감칠맛을 내기 위해 주로 사용한다.

위의 방법은 글루타민산소다MSG와 핵산계 조미료를 사용했을 때와 거의 비슷한 감칠맛을 낼 수 있다. 화학조미료보다는 맛이 약하다고 하지만, 양을 많이 사용하면 화학조미료 못지않은 효과를 낼 수 있다. 단백질가수분해물과 함께 사용하면 더욱 강한 감칠맛이 난다.

[자료 2-12] 다시의 성분(예)

풍미 원료(가쓰오부시, 정어리 엑기스, 구운 명태, 정어리, 다시마), 전분 분해물, 효모 엑기스, 식염, 간장 분말, 발효 조미료

효모 엑기스는 화학조미료보다 가격이 높은 편이지만, '천연' 또는 '화학조미료 무첨가' 상품으로 비싸게 판매할 수 있다. 무엇보다 다시마나 가쓰오부시 등의 재료에 감칠맛이 없어도 향기(풍미)만 있다면 맛은 효모 엑기스로 내면 된다. 따라서 질이 떨어지는 값싼 재료를 사용할 수도 있고, 가쓰오부시나 다시마의 양 자체를 줄일 수도 있다.

또한 제조업체에 따라서는 간장 분말을 혼합하는 제품도 있다. 국물 재료 자체의 맛이 약하기 때문에 간장을 사용하는 것이다.

효모 엑기스를 사용한 국물 팩을 '일류 유명 셰프의 맛'이라고 광고하는 업체도 있는데, 실상을 알면 실소를 금할 수 없는 일이다.

우리가 쉽게 구할 수 없는 것이 들어 있는 국물 팩은 인위적인 맛으로 뒷맛도 좋지 않고, 풍미도 약하며 자연스럽지 못한 점이 많다. 그런데 시판되는 국물 팩은 가정에서 직접 국물을 내는 것보다 비싸다. 국물 팩의 재료비 원가는 판매가의 20~30% 정도밖에 되지 않는데 요리하는 수고로움을 덜기 위해 지불해야 하는 비용이 포함되어 있는 것이다.

앞으로 국물 팩을 사용하려면 내용물의 원재료명을 꼼꼼히 확인하고 다시마, 멸치, 가쓰오부시 등의 천연재료만 들어 있는 것을 선택하는 것이 좋을 것이다.

효모 엑기스의 추억

30여 년 전, 첨가물 제조업체에서 근무할 당시 효모 엑기스에 관한 좋지 않은 추억이 하나 있다.

기타큐슈에 60년 이상 된 오래된 음식점에 효모 엑기스 판매 회사의 직원과 함께 식사하기 위해 방문한 적이 있다. 장난기가 발동해 같이 간 직원이 가지고 있던 효모 엑기스를 식당 주인이 만든 맑은 국물에 조금 섞어보았다. 정말 볼펜 끝에 살짝 찍은 정도의 적은 양이었다.

주인이 우리가 앉은 자리에 왔을 때, "주인장, 이 국물 맛 좀 봐 주시겠어요?"라고 내가 말했다.

주인은 의아한 얼굴로 국물을 손에 들었고 그것을 입에 댄 순간, 얼굴이 새빨개져서는 "장난도 정도가 있는 것 아닙니까? 무엇을 넣었는지는 모르겠지만 맛이 완전히 바뀌었잖아요"라며 화를 냈다.

그때 너무 놀라 같이 간 직원과 함께 머리가 땅에 닿도록 빌면서 사과했다.

당시 우리의 생각에는 천연소재이면서 무엇이든 맛있게 만들 수 있다고 믿었던 효모 엑기스가, 나이 든 요리사의 입맛에는 참을 수 없는 부자연스러운 맛이었던 것이다.

히메지시에 업소용 국물 재료를 주로 생산하는 '마에카와 테이스트'라는 오래된 가쓰오부시 제조업체가 있다. 이 회사는 국물 팩에 효모 엑기스를 전혀 사용하지 않는다. 효모 엑기스를 쓰면 생산비용은 낮아지겠지만 그것은 국물 본래의 맛이 아니라는 것이 이 회사의 주장이다.

❻ 수입·대량생산 – 값이 싸다면 어디에서 가져와도 좋아

채소주스, 하루분 채소를 섭취할 수 있다?

손쉽게 채소를 섭취할 수 있어 편리하며 건강한 이미지의 채소주스. 다이어트를 하거나 외식이 잦은 사람 또는 채소를 싫어하는 사람에게 인기가 높은 상품이다. 어떤 여자 중학생이 "매일 아침에 채소주스를 마시니까 채소는 따로 안 먹어도 되는 것 아니에요?"라고 질문을 한 적이 있다.

그러나 절대 아니다. '하루분의 채소'라고 광고하지만 여기에도 숫자의 속임수가 숨겨져 있다.

우선 한번 생각해보자. 하루에 섭취해야 할 채소 권장량은 약 350g이다. 그런데 달랑 100㎖나 200㎖의 주스 한 병으로 하루분의 채소를 섭취할 수 있다고 생각하는가?

이것은 실은 주스 한 병을 만드는 데 필요한 채소의 무게가 계산상 350g이라는 말이다. 즉, 하루분의 채소량으로 섭취할 수 있는 모든 영양분이 채소주스 한 병에 들어 있다는 말은 아니다.

게다가 이러한 채소주스의 원료는 대부분 외국에서 수입된 것이다. 예를 들어 토마토 주스의 경우, 토마토를 6분의 1 정도로 농축시켜 걸쭉한 상태로 만든 토마토 퓌레를 냉동 상태로 수입해 국내에서 물을 섞어 가공한다. 이것을 '농축환원'이라고 한다.

이렇게 하면 향이나 비타민C, 미네랄 등이 파괴되어 없어지기 때문에 영양성분표에 비타민C가 빠져 있는 경우도 있다. 제조업체에 따라서는 농축할 때 사라져버리는 성분을 향료, 비타민C, 칼슘 등의 첨가물로 보충하기도 한다. 물론 섬유질은 처음부터 거의 없다.

이러한 채소주스는 농축된 원료를 수입하기는 해도 국내에서 물로 환원 시키기 때문에 '국내제조'라고 표시할 수 있다. 이때 물을 적게 넣으면 '농축 타입'의 주스가 된다.

이것을 '100% 주스'라고 부르는 것도 문제지만, 원료의 대부분이 수입되고 있다는 점은 더욱 큰 문제다. 채소주스의 원료인 채소 페이스트는 세계 각처의 다양한 나라로부터 수입된 것이다.

과즙은 90% 이상을 수입에 의존하고 있다. 간단히 말하면, 가격만 낮다면 세계 어느 나라에서든지 가져올 수 있다는 것이다. 여기에는 반드시 잔류농약 등의 위험 요소가 있을 수 있다. [자료 2-13]은 채소주스 원료의 생산국 현황이다.

[자료 2-13] 채소주스 원료의 원산지(예)

중국, 대만, 인도네시아, 호주, 뉴질랜드, 미국, 브라질, 칠레, 아르헨티나, 폴란드, 헝가리, 독일, 포르투갈, 이집트, 터키, 남아프리카공화국 등
(주스 용기의 QR코드로 확인할 수 있음)

만약 이 채소주스에서 잔류농약이 검출되는 등 어떠한 사고가 일어났을 때, 이렇게 많은 나라로부터 수입한 제품의 생산이력을 과연 추적할 수 있을까? 아마 어려울 것이다. 어느 나라에서 수입된 어떤 농산물에 문제가 있었

는지 바로 확인할 길이 없는 것이다.

　물론 수입 과정에서 각각의 원료는 반드시 농약잔류검사를 실시하도록 법률로 정하고 있어서 지금까지 큰 문제는 없었다. 하지만 최근 국제적으로 채소에 포함된 질산염이 문제가 되고 있다.

　미국에서 어린아이에게 이유식으로 시금치 죽을 먹였는데, 산소결핍 상태가 되어 전신이 푸르게 변하는 청색증에 걸린 것이다. 일본에서도 우물물이 원인이 되어 청색증에 걸린 아이가 발생하는 사건이 있었는데, 이 청색증의 원인이 바로 질산염이다.

　또한 질산염은 발암물질인 니트로소아민을 발생시킨다는 연구 결과가 보고되기도 했다.

　질산염이 발생하는 원인은 질소계(암모니아태) 비료를 대량으로 사용한 경우, 토양에 질산염이 축적되었다가 지하수로 스며들기 때문이다.

　채소가 흡수한 질산염은 작물의 성장과정에서 아미노산이나 단백질로 변화하는데, 일찍 수확하게 되면 그대로 질산염이 남는다. 가장 최근 연구에서는 유기농업을 통해서 토양의 지력을 건강하게 조성한다면 질산염은 아미노산으로 흡수된다는 보고가 있다.

　EU에서는 채소의 질산염 함유량 기준을 정해놓았는데, 100g당 0.2~0.3g이다. 아쉬운 일이지만 일본에서는 아직도 질산염의 잔류량 기준이 마련되어 있지 않다. 실제로 시장에서는 질산염 함유량이 0.5~0.6g인 채소가 유통되고 있다. 이 기준만 본다면 일본에서 생산된 채소를 유럽시장에 수출하는 일은 불가능할지도 모른다.

수돗물의 질산염 잔류기준은 1ℓ당 10㎎으로 정해져 있다. 하지만, 민간 시험기관의 조사에 따르면 시판되는 채소 주스의 경우 1ℓ당 20~180㎎의 질산염이 검출되었다고 한다. 채소 주스를 생산하는 기업의 홈페이지에 제품의 농약잔류량에 대한 정보도 공개를 했으면 한다.

최근 채소 생산 형태를 보면 마치 공장과 같다. 비닐하우스나 유리온실 등의 시설을 짓고, 막대한 에너지를 사용하며, 생산의 효율성만을 강조한다. 이른바 수경재배다. 수경재배에서는 대량의 액비를 사용하는데, 이러한 액비에 포함된 질소성분도 걱정이 된다.

❼ 숨겨진 비법

기름이 튀지 않는 식용유

소설 같은 이야기일지도 모르겠지만, 기름이 튀지 않는 식용유라는 것이 있다. 이것은 기름 안에 유화제를 첨가하며 물과 기름을 혼합한 것으로, 끓는 기름 안에 식재료를 넣어도 기름이 튀지 않는다.

발암물질인 글리시돌로 변환할 가능성이 있는 글리시돌 지방산 에스테르가 함유되어 있다는 것이 문제가 되어 2009년에 판매가 금지된 에코나(일본의 가오花王라는 회사가 1999년부터 2009년까지 제조·판매한 식용유로 코코넛오일을 원료로 하고 있다. 일반 식용유와는 달리 체지방이 축적되지 않아 1999년에 건강기능식품으로 인정받았다-옮긴이) 식용유는 보통의 가정에서 사용하는 일반 식용유라는 인식이 강하긴 했지만 초콜릿 등의 유화제로 사용하기 위해 큰 깡통으로 판매되곤 했다(성분은 기름 성분인 트리글리세리드가 아닌 디아실글리세롤이다).

첨가물도 식품이 된다

앞에서도 언급한 바가 있는 글리신은 식품첨가물이지만, 이 글리신에 구연산과 감귤 향료를 혼합한 건강보조제가 있다. 긴장을 완화시켜 수면을 돕는 건강기능식품으로 알려진 제품 가운데에는 이러한 글리신이 들어 있는 것이 많다. 이러한 제품은 첨가물로만 이루어져 있음에도 식품이라고 표시한다.

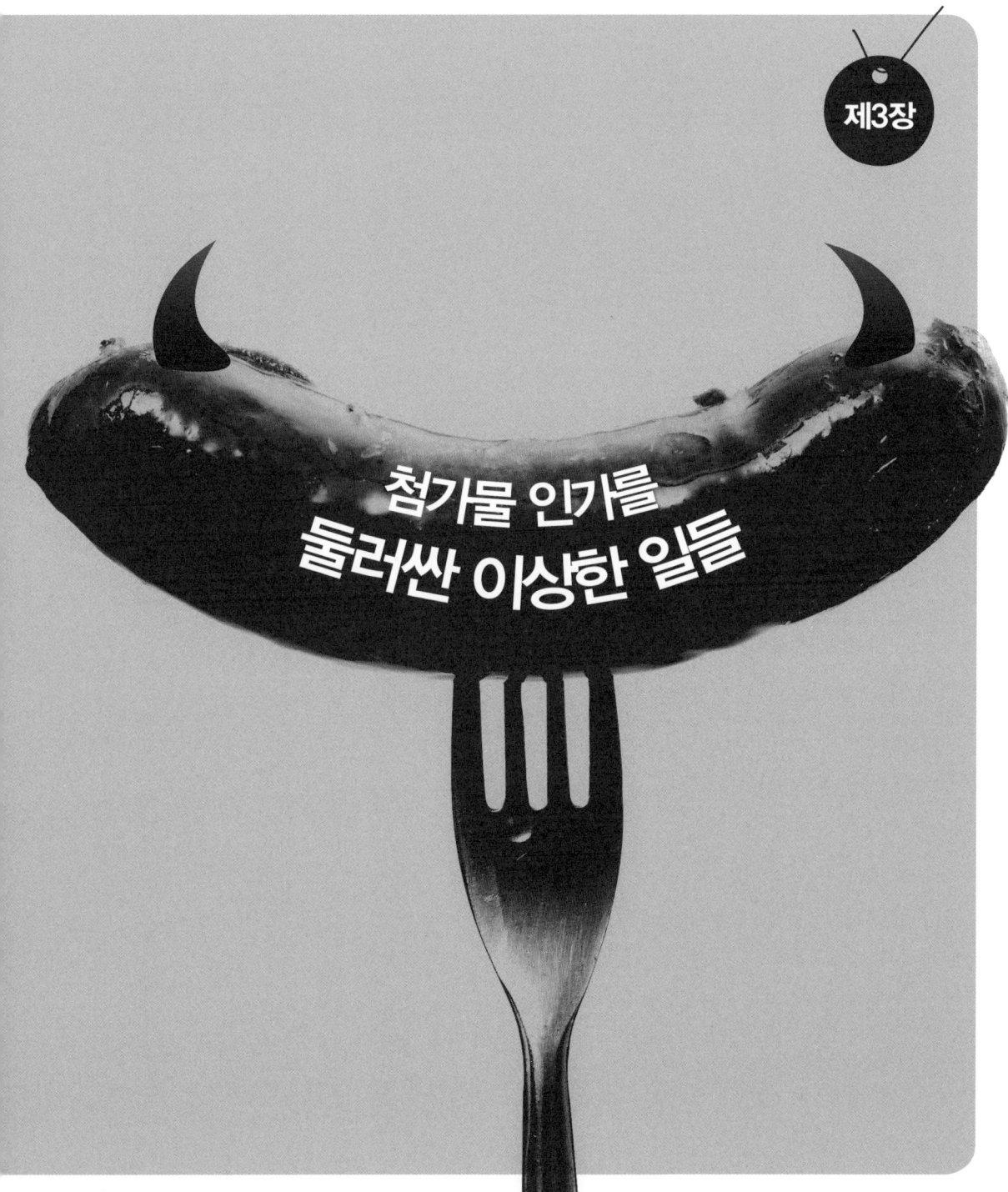

제3장
첨가물 인가를 둘러싼 이상한 일들

계속해서 증가하는
식품첨가물의 종류

　프롤로그에서 언급한 것과 같이 오늘날 식품첨가물 사용 현황은 전혀 변화가 없을 뿐 아니라, 오히려 전보다 더 심각해지고 있다. 이를 단적으로 보여주는 것이 사용이 허가되어 있는 식품첨가물의 수인데 그 수가 해마다 증가하고 있다.

　일본에서 식품첨가물은 후생노동성(우리나라의 보건복지부, 식품의약품안전처, 고용노동부에서 담당하는 일을 함-편집자 주)이 인가(지정)한 것만을 사용할 수 있다. 식품첨가물은 화학적으로 합성된 '지정 첨가물'과 천연물질에서 추출한 '기존 첨가물', 그리고 '천연향료'와 식품 자체를 첨가물로 사용하는 '일반음식물첨가물' 등 네 가지로 구분한다.

　2001년도에 화학적으로 합성된 식품첨가물인 지정 첨가물은 338품목이었는데, 이 책의 1편(인간이 만든 위대한 속임수 식품첨가물)이 출간된 2005년도에는 357품목으로 증가했다.

　더욱이 이 책의 원고를 쓴 2013년 8월에는 지정 첨가물의 수가 436품목으로 12년 동안 약 100종류 정도가 증가했다.

　화학합성 식품첨가물이 약 430종류나 있다고 하면 "좀 많은 편이네"라고 생각할 수도 있다. 하지만 436종류가 전부가 아니라 실제로는 4,500종류가 넘는다면 어떨까.

실제로 후생노동성이 인가한 화학합성첨가물은 436품목이라고는 하지만, 이들은 첨가물의 '항목' 또는 '품목군'에 불과하다.

예를 들어 식품의 착향료로 이용되는 '에테르류ethers'라는 항목이 있는데 (우리나라에서는 2005년 12월 14일부로 지정이 취소됨-옮긴이), 에테르류에 속하는 첨가물의 품목 수만 해도 250종류 정도나 된다. 에테르류와 마찬가지로 착향료로 이용되는 '케톤류ketones'(에테르류와 함께 우리나라에서는 2005년 12월 14일부로 지정이 취소됨-옮긴이) 역시 약 250종류에 달한다.

[자료 3-1] 해마다 증가하고 있는 화학합성첨가물

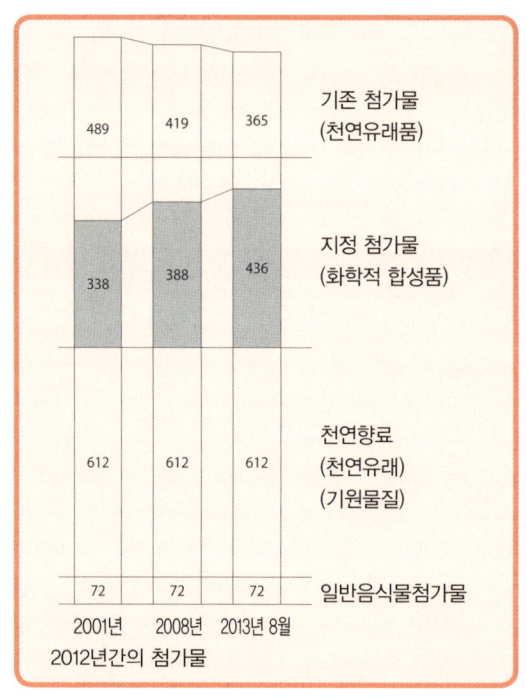

예를 들어 쉽게 비유해본다면, 디자인과 색상이 다른 스커트 12벌을 하나의 상자에 담아 '스커트류', 마찬가지로 서로 다른 바지 10벌을 상자에 담아 '바지류', 그리고 양복 정장 1벌만을 상자에 담아 '양복'이라고 상자에 표기하고, 이들을 모두 모아 '3품목'이라고 말하는 것과 마찬가지이다. 모양이 비슷하고 쓰임새가 같기 때문이다.

2016년 3월 말 현재 일본에서 사용되는 식품첨가물 가운데 착향료로 쓰이는 첨가물은 에테르류를 비롯해 18종류가 있으며, 실제 이 종류 안에 포함되는 향료는 아세토인디메틸아세탈acetoin dimethyl acetal 등 3,102가지이다.

환태평양경제동반자협정(TPP)과 식품첨가물 이용

왜 식품첨가물의 종류는 계속해서 증가하는 것일까?

그 이유는 '외국의 요청' 때문이다. 특히 최근 몇 년 동안 늘어난 식품첨가물은 거의 미국과 유럽의 요청에 따른 것이었다.

[자료 3-2] 포스트 하베스트 농약(곰팡이균 방제용)

품명	지정연도	대상식품	비고
디페닐	1971	자몽, 레몬, 오렌지류	포장지에 넣어 봉함
OPP	1977	감귤류	표피에 살포
OPP·Na	1977	감귤류	유제로 침적

티아벤다졸	1978	감귤류, 바나나	유제로 침적
이마잘릴	1992	밀감을 제외한 감귤류, 바나나	
후루디옥소닐	2011	살구, 체리, 밀감을 제외한 감귤류, 키위, 석류, 자두, 서양배, 복숭아, 비파, 마르멜로, 사과	수확 후 살포
아족시스트로빈	2013	밀감을 제외한 감귤류	일본 국내에서도 사용
피리메타닐	2013	살구, 체리, 밀감을 제외한 감귤류, 복숭아, 서양배, 마르멜로, 사과	2005년에 한 차례 등록 취소

미국과 유럽의 식품에는 일본에서는 인가되지 않은 식품첨가물이 많이 있다. "식품첨가물A를 일본이 인정하고 있지 않기 때문에 일본으로 수출할 수가 없지 않나. 신규로 인가해서 좀 더 우리 식품을 사줄 수 없나?" 간단하게 말하면 이런 상황이다.

생각해보면 포스트 하베스트(수확 후처리) 역시 미국의 요청에 따라 1977년도에 허가하게 되었다. 포스트 하베스트는 농작물 수확 후에 곰팡이뿐만 아니라 각종 해충의 퇴치를 목적으로 농약을 사용하는 것을 말한다. 이것을 첨가물 사용과 같은 것으로 인정하는 것이다.

처음에는 레몬과 자몽 등의 감귤류에만 허가했지만, 그 후 2011년부터 감귤류 이외의 10개 품목에 사용할 수 있는 플루디옥소닐(1984년 신젠타사에서 합성한 비침투이행성살균제로 곰팡이 종류인 사상균에 대한 항균능력이 높다. 포도나 채소류의 잿빛곰팡이병이나 맥류, 옥수수 종자소독제로 폭넓게 이용되는 농약이다-옮긴이)도

허용되었다.

최근에는 발암 유발 가능성이 있는 농약으로 알려진 아족시스트로빈(2013년 3월부터)과 피리메타닐(2013년 8월부터) 등이 곰팡이 퇴치를 위해 포스트 하베스트에 사용될 수 있도록 허가받았다.

일본에서는 식품위생법을 근거로 항생물질의 사용을 금지하고 있었지만, EU의 요청에 따라 유제품 특히 치즈에 곰팡이가 피는 것을 막기 위한 항생제인 나타마이신의 사용을 인정하게 되었다.

또한 식품보존료로 아주 적은 양만을 첨가해도 효과를 볼 수 있는 항생물질인 니신 역시 외국의 요청으로 2009년에 허가했다.

세계 각국의 식품첨가물 인가 기준 차이가 무역에 장해가 될 수 있으니 첨가물을 폭넓게 인정하도록 국제적으로 공통화하려는 움직임도 있다.

이렇게 각국의 대표가 협의를 통해 식품첨가물 목록을 만든 것이 국제범용첨가물(국제식량농업기구/세계보건기구의 합동식품첨가물전문가위원회가 식품첨가물의 안전성을 평가하기 위해 설립한 자문기구로 각 첨가물에 대한 독성실험 결과를 바탕으로 일일 섭취허용량을 선정하고 있다-옮긴이)이다.

일반적으로 식품첨가물이 인가되기까지는 몇 년의 시간이 걸리는 것이 보통이지만, 국제범용첨가물의 경우에는 국내에서의 시험성적을 필요로 하지 않고, 해외자료가 사용되기 때문에 인가가 내려지는 기간이 매우 짧다.

2015년 9월 현재 아산화질소 등 45품목의 식품첨가물이 국제범용첨가물 목록에 올라 있으며 이 가운데 41개 품목이 지정, 나머지 4개 품목이 지정될 예정이다(참고로 일본 정부가 지정하고 있는 국제범용향료는 아세트알데히드 등 54개 품목이다-옮긴이). 따라서 현재 449품목의 식품첨가물은 가까운 장래에 500품목을 넘어설 것으로 예상된다.

    여기에 최근 일본이 환태평양경제동반자협정(TPP)에 참여하게 되면서 향후 그 범위가 더 넓어질 예정이다. TPP가 지향하는 목적 가운데 하나는 각국 간 무역을 원활히 하는 것이기 때문에 협정에 참여하는 국가에서 인정하는 식품첨가물은 일본을 비롯해 참가하는 모든 나라에서도 인정할 수밖에 없다.

    [자료 3-3]은 소비자가 염려하고 있는 화학적으로 합성된 지정 첨가물의 연도별 추이를 보여준다.

[자료 3-3] 지정 첨가물(화학합성첨가물)의 증가

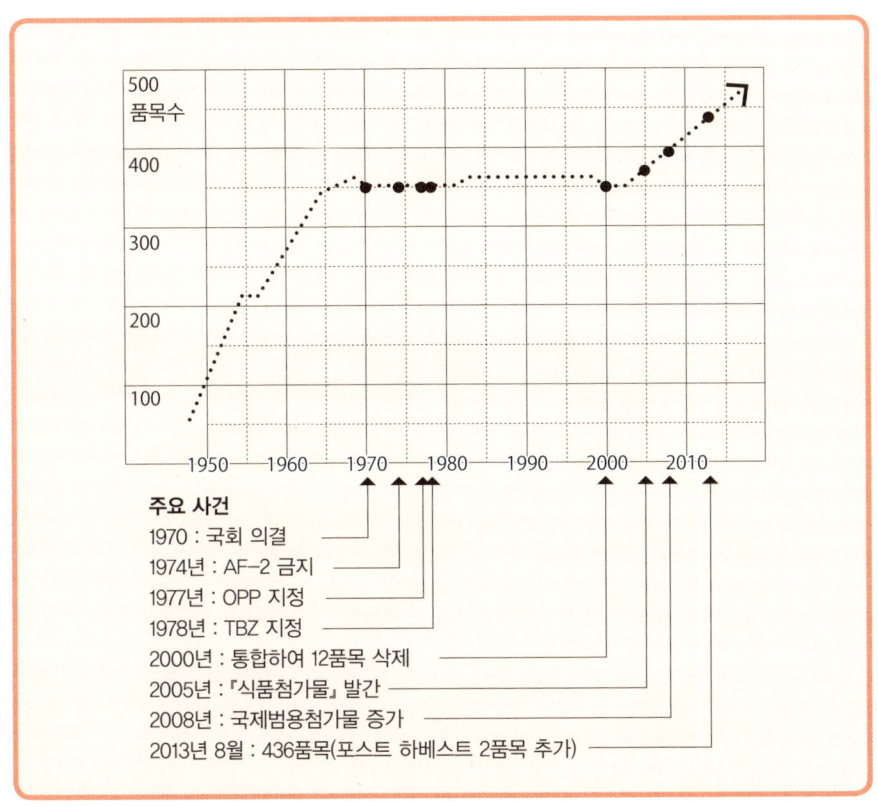

천연첨가물 역시 문제다

그렇다면 천연첨가물은 어떨까? 1995년에 있었던 식품위생법 개정 이전에는 천연첨가물은 표시할 필요가 없었으며, 특별한 제한 없이 모든 식품에 자유롭게 사용할 수 있었다. 하지만 천연첨가물의 무분별한 사용에 대한 우려가 제기되면서 1995년 식품위생법 개정을 통해 천연첨가물의 제조 또는 사용이 인가제로 전환되었다.

그러나 당시 일본 정부는 예외적으로 식품첨가물 제조업체에서 제조 및 사용허가를 신청한 모든 천연첨가물에 대해서는 사용할 수 있도록 특별히 허가해주었다.

"이럴 때 우선 뭐든지 신청을 해두자"라는 마음으로 서둘러 신청을 하는 경우가 많았다. 그 결과 신청한 489품목의 천연첨가물 모두가 정부의 승인을 받아 식품 제조에 사용할 수 있게 되었다. 안전성 테스트도 충분히 이루어지지 않았을 뿐만 아니라 사용 실태 조차도 조사된 바가 없다.

하지만 그 후에 전국의 식품가공업자에게 실제 사용하는 식품첨가물의 리스트와 사용 실태를 묻는 조사가 실시되어, 1995년 특례조치로 사용허가를 받은 489품목의 천연첨가물 중에 실제로 사용되지 않은 것도 다수 포함된 사실이 밝혀졌다. 이에 따라 2004년도에 38품목이, 그리고 2007년에 32개 품목이 목록에서 빠졌다.

또한 2011년에도 나머지 첨가물 가운데 일반적으로 사용되지 않는 품목을 추가로 제외시키는 일이 있었는데, 예정으로는 80개 품목이었던 것을 미국 통상대표부의 요청에 따라 55개 품목으로 줄여야 했다. 목록에서 삭제하려고 했던 식품첨가물 가운데 미국에서 일본으로 수출하는 첨가물이 포함되어 있었기 때문이었다.

정부가 주체가 되어 안전성에 대한 조사와 판단을 하는 것이 아니라, 국내외 업자가 신청한 것을 인가해주는 역할 밖에 하고 있지 않은 것이다. 안전성 조사를 통해 사용 가부를 정하는 것이 아니라 사용하고 있지 않기 때문에 목록에서 삭제한다.

하지만 그것도 미국에서 압력을 행사하면 인가를 해주는 것이 식품첨가물의 실태다.

갑자기 사용 금지된 첨가물

"○○ 첨가물은 앞으로 사용을 금지함."

지금까지 너무나도 당연하게 사용하던 첨가물이 어느 날 갑자기 어떠한 설명도 없이 사용이 금지되는 경우가 있다.

식품첨가물 회사에서 현역으로 근무하던 당시에는 이런 일이 있을 때마다 첨가물을 납품하던 회사에 사태에 대한 설명과 사과를 하러 다니기 일쑤였다.

"첨가물 테스트에 사용되는 첨가물의 양은 일상생활에서 섭취하는 양보다 훨씬 더 많은 양이기 때문에 안전하다"고 첨가물 업계는 크게 반발하지만 정부의 지시에 따를 수밖에 없다.

이 경우 식품 가공공장의 반응은 두 가지다. 첫 번째는 냉정하게 사태를 받아들이는 것이다. 제조공정을 재빠르게 변경해서 문제의 첨가물을 전혀 사용하지 않고도 제조할 수 있는 방법을 찾던가, 아니면 비슷한 효과가 있는 대체 첨가물을 찾아 사용한다. 때에 따라서는 해당 상품의 생산을 단념하는 경우도 있다.

두 번째는 "그런 발암물질을 잘도 팔아먹었구먼"이라며 감정적으로 첨가물 회사에 항의하는 것이다. 첨가물 판매업자의 입장에서도 정부나 첨가물 회사가 '안전하다'고 하는 것을 믿고 판매한 것일 뿐이다.

그래서 갑자기 '사용 금지'라는 말을 들었다면 쉽게 받아들이기 어렵다. 첨가물 제조 현장에서 일했던 나로서는 정부의 이러한 조치에 화가 치밀어 오를 뿐이었다.

과산화수소가 암을 유발할 수 있다는 발표가 났을 때 가장 난감해 했던 업계는 청어알 가공업체였다. 본래 청어알은 자연 상태에서는 거무스름해지므로 과산화수소를 이용해 황금색의 먹음직스러운 빛깔로 표백을 해왔다.

과산화수소는 가락국수 면발의 살균에도 사용해왔기 때문에 제면소에서도 당황스럽긴 마찬가지였다. 과산화수소를 사용하지 않고는 면의 배달도 어려워져 장사에 직접적인 타격을 주지 않을까 노심초사할 수밖에 없었다.

이러한 이유에서일까. 그 후에 최종 상품에 잔류하지 않게 할 것을 전제로 과산화수소의 사용이 허가되기는 했다.

또 한 가지, 쌀누룩에 포함된 천연물인 효모산이 있다. 효모산은 주로 채소나 수산 가공품의 변색 방지제로 사용되었지만, 간세포에 종양을 발생시키고 염색체 이상을 일으킬 수 있다는 보고가 나오면서 2004년에 사용이 금지되었다. 현재는 화장품에 일반적으로 사용되고 있다.

효모산을 사용하지 못하게 되면서 잘라서 판매하는 양배추와 같이 1차 가공한 채소의 단면이나 생선의 배를 가른 단면이 거무스름하게 변하는 것을 막을 수 없게 되었다. 효모산을 주로 생산·판매하던 첨가물 업체가 이 금지 조치로 도산하는 경우도 있었다.

1947년 12월에 식품위생법이 제정된 이후 약 60년 동안 60품목 이상의 화학합성첨가물(지정 첨가물)의 사용이 금지되면서 목록에서 사라졌다.

안전하다고 허가받은 첨가물이 몇 년도 못 가 갑자기 사용이 금지되는 것은 도대체 무슨 일일까?

그 이유의 대부분은 암을 유발하는 발암성 물질이 들어 있다고 밝혀진 것이다. 이들 가운데 잘 알려진 것은 인공감미료인 '둘신dulcin'과 '사이클라민산나트륨sodium cyclamate', 보존료인 'AF-2'이다.

금지되기 전까지 발암성이 의심되는 식품첨가물을 전혀 의심도 없이 섭취한 우리는 어떻게 될까?

"첨가물의 안전성은 정부가 보증하는 것이 아닌가?"

"첨가물 업체는 이러한 위험성을 알면서도 판매했던 것일까?"

의심과 분노의 목소리가 나오는 것은 당연한 일이다. 이런 사실을 알게 된 사람이라면 누구라도 마찬가지의 심경일 테니 말이다.

첨가물 사용이 금지되는 이유

어떤 이유로 한 번 인가되었던 첨가물이 금지(목록에서 삭제)되는 것일까? 그 이유는 다음의 세 가지다.

① 동물실험을 통해 발암성이 확인되거나 의심되는 첨가물. 화학합성첨가

첨가물 인가를 둘러싼 이상한 일들

물뿐만 아니라 천연첨가물도 사용이 금지된다.

② 지정은 되었으나 현실적으로 거의 사용되지 않는 첨가물. 천연첨가물(기존에 등록되어 있었던 첨가물) 가운데 이러한 경우가 많다.

③ 유사한 화학물질을 통합해 같은 이름으로 조정한 경우. 예를 들어 구연산 결정물과 무수구연산을 합쳐 구연산으로 지정했다. 그 결과 숫자상으로는 24품목이 12품목으로 통일되어, 목록에서 삭제되었다.

다시 부활하는 첨가물

한 번 금지된 첨가물이 다른 한편에서는 사용이 재인가되는 경우도 있다. 이른바 패자부활전이다.

감미료인 사카린나트륨이 일반적으로 잘 알려진 예다. 발암성이 있다고 해서 한동안 사용이 금지되었지만 발암성이 있는 것은 캐나다산 사카린나트륨이며, 일본산은 캐나다산과 제조법 자체가 다르기 때문에 문제가 없다고 판단, 사용이 재인가되었다.

청어알이나 고래고기 표백에 사용되는 과산화수소는 앞에서도 이야기한 바와 같이 조건부로 사용이 재인가된 경우다.

또한 밀가루의 단백질 변형을 일으키는 성질이 있어 빵 제조에 주로 사용하는 브로민산칼륨은 발암성이 확인되면서 1992년 국제적으로 문제가 되어 영국, 독일, 중국에서는 사용이 금지되었다. 이를 계기로 일본에서도 후생노동성이 제빵업계에 브로민산칼륨의 사용을 자제할 것을 권유하기도 했다. 하지만 가열하면 분해되어 최종적으로는 제품에 잔류하지 않는다는 이유로 최근 사용이 다시 증가하고 있다.

식용유의 산화를 방지하기 위해 사용하는 BHA는 1982년 발암성이 확인되어 본래는 전면적으로 사용을 금지했으나, 예외적으로 팜유에만 사용을 허가했다. 따라서 팜유 이외의 식품에는 전혀 사용할 수 없다.

팜유에만 사용을 인정하는 이유는, 현재 즉석면이나 패스트푸드, 마가린, 과자 등을 제조하기 위해 대량의 팜유를 수입하는데, 운송 과정에서 산화를 방지하기 위해 BHA를 사용하기 때문이다.

어쩔 수 없이 첨가물 사용을 인가하는 경우

주방용 소금이 딱딱하게 굳는 것을 방지하기 위해 사용하는 것 중에 '페로시안화칼륨', '페로시안화칼슘', '페로시안화나트륨'이라는 첨가물이 있다. 철과 시안의 화합물로 '황혈염'이라고도 불린다.

이는 식염에 한해서 사용이 허가되고 있으며, 사용 허용량은 10ppm 이하로 식염 1톤(20kg×50포대)에 1큰술 정도(약 10g)의 양이다. 실제로 이것을 첨가한 식염을 보면 전혀 눅눅해지지 않고 잘 건조된 느낌이다.

그런데 실은 일본에서는 위 첨가물의 사용이 인가되지 않았다. 원래 일본의 소금은 제염 기술이 잘 발달해 장기간 보존을 하거나 장거리 운송을 할 필요가 없었기 때문에 이러한 첨가물은 필요가 없었다.

하지만 외국(특히 중국)에서 수입된 식염과 그 식염을 사용한 가공식품에서 위 첨가물이 사용되었다는 사실이 8개월이나 지나서 '발각'되었다. 8개월이나 지났기 때문에 그때는 이미 전국 각지에 상품이 유통된 상태였으며, 소비된 제품도 꽤 많은 양이었을 것이라고 생각된다.

원칙적으로 말하면, 이 사실이 밝혀진 시점에서 상품을 바로 회수하는 것이 당연한 일이지만 식염에 포함된 첨가물이라는 특성상 수많은 가공식품에 사용되었을 것으로 판단해 적절한 조치를 할 수 없었다. 제대로 조치할 수 있는 타이밍을 놓친 것이다.

결국 위 첨가물은 어쩔 수 없이 사용이 인가되었다. 이런 상황에서 회수를 명령하는 것보다 인가하는 편이 사회적으로 문제를 최소화할 수 있는 방안이라고 판단했기 때문이었다.

이 얼마나 기묘한 일인가? 식품첨가물의 안전성과 인가 방법에 대해 의문을 가질 수밖에 없는 사건이었다.

외압이나 업계의 로비로 특정 식품첨가물의 사용이 인가되기도 하고 갑자기 금지되기도 하며, 잘 이해할 수 없는 이유로 부활하는 경우도 있다. 또한 이미 일반적으로 사용되고 있기 때문에 인가가 되는 경우도 있다.

식품첨가물은 이러한 애매한 상황에서 우리의 식생활과 매우 밀접한 관계를 맺고 있는 것이다. 이것이 첨가물 사용의 적나라한 실태다.

첨가물 업계는 정보를 공개하라!

최근 매우 빠른 속도로 새로운 식품첨가물이 정부의 인가를 받고 있으며, 시판되는 가공식품에 폭넓게 사용되고 있다. 소비자는 자신도 모르는 사이에 다양한 식품첨가물을 섭취하고 있는 것이다.

새로운 식품첨가물이 인가되어도 신문이나 텔레비전에서는 절대로 기사화되지 않는다. 왜일까? 이들을 개발하고 사용하고 있는 식품기업들이 언론기관의 스폰서이기 때문에 알아서 조심하는 것일까?

식품첨가물을 새롭게 지정하는 경우에는 사전에 "○○ 첨가물은 앞으로 △△ 식품에 사용될 예정입니다. ○○을 △△ 식품에 사용하는 목적은 ××입니다"라는 내용을 정부의 관보에 게재한다면 어떨까?

이렇게 하면 소비자가 어떠한 식품을 선택해야 할지 판단할 수 있는 하나의 기준이 될 수 있다.

더 나아가 식품첨가물 ○○의 원료와 제조 방법, 안전성 검사 결과 등의 상세한 정보를 인터넷 등으로 간단하게 찾아볼 수 있도록 해야 한다(한국의 경우는 식품의약품안전처에서 식품첨가물을 관리하고 있으며, '식품안전정보포털' 사이트를 통해 지정 첨가물 정보를 검색할 수 있다. 하지만 새롭게 지정될 예정의 첨가물 정보는 어디에서도 찾아볼 수 없다-옮긴이). 이것이 바로 진정한 의미에서의 '정보 공개'가 아닐까 한다.

결국 소비자가 식품첨가물의 위해성을 인지할 수 있는 것은 '어떤 일이 일어났을 때'뿐이다. 일부 전문가가 식품첨가물의 위험성을 지적하거나 식품첨가물에 관련된 사건 사고가 일어났을 때만 이러한 정보를 접할 수 있는 것이다.

식품첨가물을 지지하거나 옹호하는 식품 관련 업계에서는 "소비자가 첨가물의 올바른 이해와 인식을 갖기를 희망합니다"라고 말하고 있지만, 첨가물에 대한 자세한 정보가 명확하게 공개되지 않는 한 소비자의 '올바른 이해'는 불가능할 것이다.

알고 싶은 정보는 유통 단계에서 막혀 있다

첨가물뿐만 아니라 식품의 원료가 어느 나라에서 수입되는지, 어느 나라에서 가공되었는지, 또한 유전자조작농산물을 사용하고 있지는 않은지, 잔류농약 검사는 했는지, 그리고 그 결과는 어떠한지…. 또한, 상품에 표시되지 않는 캐리오버인 이유, 일괄표시 등, 현명한 소비자라면 이런 정보들에 매우 관심이 높을 것이다.

사실 식품제조업계는 이런 정보의 아주 세부적인 내용까지 정리한 서류를 거래처에 제출한다.

A4용지 4~5매 정도 분량의 상품 내역에는 위에서 말한 정보 이외에도 사용한 첨가물의 품명과 양, 배합비율, 제조 공정까지 적혀 있다. 그러나 상품의 포장에 이러한 내용을 모두 표시하기에는 한계가 있고, 표시할 의무도 없기 때문에 소비자가 알고 싶어 하는 정보는 소매 단계에서는 알 수가 없다.

상품 포장재에 부착된 라벨에 이 정보를 모두 기재하는 것은 불가능하겠지만, QR코드나 홈페이지를 통해 공개하는 것은 충분히 가능하다.

일부 기업에서는 QR코드나 홈페이지를 이용해 원료의 원산지 표시 등 일부 정보를 제공하고 있지만, 소비자가 만족할 수 있는 정도는 아니다.

식품기업은 거래처인 유통기업 등에는 이러한 정보를 모두 제공하고 있기 때문에 소비자에게도 얼마든지 알릴 수 있다.

이제 홈페이지 등을 통해 소비자가 요구하는 정보를 제공하는 기업만이 소비자의 신뢰를 얻을 수 있을 것이다. 광고를 잘하는 것만이 신뢰도를 높이는 일은 아니다.

당연히 포장에 부착하는 라벨의 한계도 있고, 표시가 불필요한 업종도 있기 때문에 정부가 나서서 정보 공개를 의무화할 필요도 있다.

첨가물을 감독하는 사람은 아무도 없다

우리는 인지하지 못하는 사이에 매일 그리고 장기간에 걸쳐 식품첨가물을 섭취하고 있다. 유아나 성장기의 청소년, 건강이 좋지 않은 사람들, 환자, 고령자, 스트레스가 심한 직장인 등 거의 모든 사람이 첨가물에 노출되어 있다고 해도 과언이 아니다.

따라서 첨가물의 인가를 결정하는 데는 상당히 엄격한 심사가 이루어져야 한다. 정말로 필요한 첨가물인지, 그리고 안전성의 문제뿐만 아니라 첨가물을 사용해서 얻을 수 있는 장점이 이로 인해 발생하는 단점보다 더 큰지, 그 장점이 진정 사람들에게 득이 되는 일인지 신중하게 검토할 필요가 있다.

첨가물을 의약품과 비교해 보았을 때, 의약품의 경우는 약간의 부작용이 있다 해도 병을 치료하는 효과가 크다면 사용할 수 있다. 그러나 그것은 전문지식을 지니고 있는 의사의 관리하에 이루어진다. 즉 의사가 투여하는 양이나 횟수를 정하고, 경과를 관찰하는 것이다. 위험 관리가 가능하다는 이야기다.

하지만 식품첨가물이나 농약은 누가, 얼마나, 어떻게 섭취해야 하는지 조언해주는 사람이 없다.

"이 첨가물을 사용하면 간단하고 편리하게 음식을 이용할 수 있습니다. 하지만 안전성 의심은 있겠지요. 지금 상황에서는 안전성보다는 간단하고 편리한 것이 우선이니, 이 정도 첨가물은 섭취하는 편이 낫겠네요."

이런 이야기를 해주는 사람은 우리 주변에 없다.

이것은 첨가물만의 이야기가 아니다. 우리가 일상생활에서 접하는 화학물질도 똑같다. 화학물질에 대해서 적절하게 조언해줄 사람도 전혀 찾아볼 수 없다.

위험성은 가능한 한 명확하게 정보를 공개해야 한다. 지금 현시점에서 명확하지 않은 점이 있다 할지라도 조금이라도 의심되는 상황이라면 소비자에게 그 사실을 알려야 한다. 높은 지식을 가진 전문가일지라도 국민이 쉽게 이해할 수 있도록 설명해야 할 것이다.

일례를 들어보면, 일반 가정에서 쉽게 사용하는 염소계 표백제와 곰팡이방지 스프레이가 있다. 이들의 내용 성분은 모두 '차아염소산소다'라는 화학물질로, 수영장의 살균이나 수돗물의 살균에도 이용되는 물질이다. 또한 변기의 세정제는 '염산'을 묽게 희석한 것이다.

그런데 이 염소계 표백제와 변기 세정제를 섞으면 염소계 독가스가 발생한다. 세제를 만드는 기업의 관계자가 이 사실을 모를 리가 없을 것이다.

어느 할머니가 욕실의 찌든 때를 닦기 위해 이 두 가지를 동시에 사용했다고 가정해보자. 여기서 발생한 염소계 독가스 때문에 이 할머니는 목숨을 잃을 수도 있다. 다행히 이러한 우려의 목소리가 높아지자 '위험하니 섞지 말 것'이라는 표시가 이 두 상품에 함께 붙게 되었다.

'필요 이상으로 혼란을 불러일으킬 소지가 있다'는 이유로 그 위험성을 발표하지 않는 경우도 있다. 하지만 대부분의 국민은 현재 밝혀진 명확한 위험성이나 잠재적 위험성도 알고 싶어 한다. 안전한 첨가물보다 의심스러운 첨가물 정보를 더욱 궁금해하고, 가능하면 더 정확하게 알고 싶어 한다. 국민은 그렇게 무지하지 않다는 것을 기업과 정부는 알아야 할 것이다.

화학물질도 현재의 장점만 볼 것이 아니라, 가까운 장래 또는 먼 미래를 생각해서 장점과 위험, 그리고 우선순위를 정해야 한다.

다음 세대를 생각한다면 위험성이 의심되는 것은 반드시 규제해야 할 것이다. 잠재적 위험성이 문제가 되는데도 지금 현재 유해성이 나오지 않는다고 해서 사용할 수 있도록 허가해주는 것은 향후 막대한 피해가 발생할 가능성을 무시하는 일이다.

'지금의 장점'이 '후대의 위험성'이 되는 일은 절대로 없어야 한다.

과신과 맹신 – 안전하다고 단언하기 때문에 생기는 혼란

내가 첨가물 회사에 다니던 시절에는 가공식품이나 조리식품, 패스트푸드를 만드는 데 식품첨가물이 필수적인 존재이며, 가공식품은 첨가물을 이용해 만드는 것이라고까지 생각했다. 첨가물만 있으면 무엇이든 만들지 못하는 것이 없다는 생각으로 식품을 개발했다.

신입사원 시절에 만난 첨가물 제조기업의 박사 연구원에게는 위험성이 전혀 없다고 수없이 많은 교육을 받아왔다.

"안전성은 확인된 것이네."

"안전성에 대해서 의심할 필요는 전혀 없어."

본래 나는 물리와 화학, 수학을 좋아하는 이과생이었기 때문에 과학으로 증명할 수 없는 사상은 절대로 납득할 수 없었고, 과학이야말로 모든 기준이 될 수 있다고 믿었다. 그래서 그 첨가물 회사의 연구원이 하는 말을 일말의 의심도 없이 진짜라고 믿었다.

그러나 그 과학이 만능이 아니라는 것을 알게 된 시기가 아이러니하게도 첨가물에 관련된 일을 하면서부터다.

첨가물 업체에서 말하는 안전, 또는 정부에서 말하는 안전의 이면에는 그들이 보유하고 있는 자료상의 안전성에 대한 '과신'과, 판매업자와 첨가물을 사용하는 공장의 '맹신'이 있다고 생각한다.

안전하다고 단정 지어버리기 때문에 위험성에 대한 문제가 발생했을 때도 이야기가 복잡해지고, 해결의 실마리조차 찾을 수 없게 되는 것이다.

화학적으로 합성된 식품첨가물이나 일상생활에서 자주 사용하는 화학물질은 장점과 위험을 동시에 가지고 있는 '양날의 칼'과 같다.

화학물질에 관련된 일을 하는 사람은 이러한 양날의 칼을 사용하는 무사와 같다. 이들에게 요구되는 것은 지식이나 기술도 있지만 무엇보다 강한 윤리적 사고다.

이들이 위험성은 공개하지 않고 자신들에게 편리한 자료만 발표하게 되면, 일반 소비자는 빈약한 정보로 혼란스러워하고 결국에는 큰 소동이 일어날 것이다. 그렇게 되면 국민의 강한 비판을 받게 되고, 이를 무마하기 위해 전문가가 다시 자료를 날조하고 은폐한다.

절대로 이런 일이 일어나지 않도록 미리 준비해야 할 것이다.

제4장

인체에 악영향을 주는 식품첨가물

첨가물의 직접적인 영향

합성착색료와
어린이 과잉행동장애의 관계

"Sunset Yellow may have an adverse effect on activity and attention in children. - 식용색소 황색 제5호sunset yellow FCF는 어린이의 행동과 주의력에 부정적인 영향을 미칠 수 있다."

"이 식품은 어린이의 과잉행동장애를 유발할 수 있음."

일상적으로 구입하는 상품에 이러한 문구가 표시되어 있다면 어떨까?

영국에서는 일부 합성착색료를 사용한 식품에 대해서 '어린이의 행동이나 주의력에 악영향을 미칠 수 있음'이라는 표시를 하도록 하고 있다. 실제로 EU에서도 합성착색료 황색 제5호를 사용한 음료에 이와 같은 문구를 표시하고 있다.

영국의 식품기준청FSA은 2007년 사우샘프턴대학교에서 실시한 연구에서 타르색소가 어린이의 과잉행동을 증가시킨다는 결과를 받아들여 위의 표시를 의무화했다. EU 내부에서는 충분한 검증이 이루어지지 못했다는 의견도 있었지만, "위험하다고 단언할 수는 없지만 안전하다고도 할 수 없다"라는 견해에서 문구의 표시를 결정하게 되었다.

담뱃갑에는 "흡연은 폐암을 일으키는 원인이 될 수 있습니다"라는 문구가 있는데, 위의 합성착색료에 대한 표시와 같은 개념이다.

이 표시의 대상인 합성착색료에는 현재 일본에서도 사용되고 있는 착색료도 포함되어 있다. 적색 제102호, 황색 제4호, 황색 제5호, 적색 제40호 등 네 종류다.

한국의 경우에는 1962년 식품위생법이 제정되었을 당시 19가지의 타르색소가 허가되었지만, 인체에 유해하다는 것이 밝혀지면서 차례로 사용이 금지되어 현재는 녹색 제3호, 적색 제2호, 적색 제3호, 적색 제40호, 적색 제102호, 청색 제1호, 청색 제2호, 황색 제4호, 황색 제5호 등 9가지만 사용할 수 있다.

합성착색료는 아주 소량만 사용해도 색을 낼 수 있다. 예를 들어 500㎖의 물에 색을 들이는 데는 점만큼의 양만 있어도 충분하다. 욕조를 가득 채운 물이라도 귀이개 하나 정도의 양이면 물들일 수 있다. 아주 미량을 섭취하더라도 인체에 영향을 미칠 수 있는 것이다.

알려지지 않은 코치닐추출색소 알레르기

비타르계 천연색소인 코치닐색소는 화장품이나 식품 가공에 많이 사용된다. 특히 햄의 분홍색이나 음료수의 오렌지색, 과자, 건강보조식품 등에 널리 사용된다.

그런데 이 색소가 호흡곤란 등 급성 알레르기 증상을 일으킨다는 보고가 나왔다. 그 결과 2012년 5월 일본 소비자청과 후생노동성은 코치닐색소의 위험성에 대해 주의가 필요하다고 발표했지만 알레르기 증상 유발에 관한 표시 의무화나 경고에 대한 논의는 전혀 없었다.

코치닐색소는 코치닐선인장 등에 기생하는 연지벌레에서 추출한 것이다. 미국의 스타벅스는 단계적으로 코치닐색소의 사용을 중지하고 토마토에서 추출한 리코핀으로 대체한다고 발표다.

코치닐색소의 알레르기 유발에 대한 보고는 일본에서도 이전부터 있었다. 사카이시의 시립사카이병원(1997년), 오사카시립대학교(1998년), 요코하마시립대학교(2004년), 오사카대학교(2005년) 등에서 이미 이에 대한 연구 결과가 있었다. 이러한 임상시험 결과가 있었음에도 무시 또는 전혀 알려지지 않은 것이다. 그동안 얼마나 많은 사람이 알레르기 증세로 고통을 받았는지 조차도 알 수 없는 일이다.

천연착색료는 안전하다고 믿는 소비자가 많지만 실제로는 전혀 그렇지 않다. 꼭두서니의 뿌리에서 추출한 천연착색료인 꼭두서니 색소는 햄과 양갱 등에 많이 사용되었지만, 신장암 등을 유발할 수 있다는 보고가 나오면서 2004년 사용이 금지되었다(일본 후생노동성의 동물실험 결과, 신장암 발암성이 확인되면서 한국 식약처에서도 2004년 7월 사용이 금지되었다-옮긴이).

돼지의 유산과 기형 새끼 돼지

10여 년 전 후쿠오카현의 양돈농가에서 돼지 새끼의 사산이 계속되는 일이 있었다. 양수는 커피색으로 탁했고 어렵게 태어난 새끼 돼지도 정상이 아닌 기형이거나 허약해서 금방 죽었다.

조사 결과, 농장주는 돼지의 임신 기간인 114일 동안 사료 대신에 편의점에서 폐기한 도시락을 먹이로 주었다고 했다. 편의점 도시락은 유통기한 2시간 전에 폐기하기 때문에 상한 상태가 아니었으며, 농장주가 먹어도 문제없을 정도의 품질이었다고 했다. 이는 사람이 삼시 세끼로 편의점 도시락을 먹은 것과 마찬가지였다.

그러나 이 농장에서 모두 250마리의 새끼 돼지가 죽었으며, 이에 놀라 사료를 다시 이전에 먹이던 곡물로 바꾸었더니 돼지의 출산도 정상적으로 돌아왔다고 한다.

"돼지에 대한 이 실험은 정말 충격적이었습니다."

농장주의 진심 어린 말이다(서일본신문 '식탁의 저편 제2부'. 2004년 3월 19일자).

직접적으로 첨가물의 영향이라고 사건을 판단하기에는 어려움이 있지만, 우리 주변에서 실제로 일어나고 있는 사건이다. 이러한 일들이 모두 첨가물 때문이라고 단정 지어 말할 수는 없어도 첨가물과 관계가 없다고도 말할 수 없다.

다양한 첨가물을 한꺼번에 섭취해도 괜찮을까?

첨가물은 기본적으로 '안전성 실험'을 통해 안전성이 입증된 것만 인가한다. 그러나 그것은 한 가지 품목만 개별적으로 조사한 결과에 지나지 않는다.

10종류 또는 20종류의 식품첨가물을 동시에 섭취했을 때는 어떻게 될까? 이렇게 복합적으로 섭취하는 경우는 조사가 이루어진 바가 없다.

식품첨가물의 조합은 무궁무진하며, 각기 다른 첨가물을 조합한 경우를 모두 조사한다는 것은 현실적으로 불가능한 일이다. 아예 실험하려는 계획조차도 세울 수 없었을 것이다.

예를 들어, 편의점 도시락이나 패스트푸드를 매끼마다 먹으면 같은 조합의 식품첨가물을 연속적으로 중복해서 섭취하는 것이 된다.

전 국민이, 매일 같이 같은 식품첨가물을 섭취하고 있다고 생각해보면, 너무나도 불안해서 가만히 있을 수가 없다.

또한 식품첨가물은 화학물질이다. 여러 가지의 식품첨가물이 하나의 식품에 첨가됐을 때 화학반응을 일으키지 말라는 보장이 없다.

실제로 청량음료에 들어 있는 비타민C와 보존료인 벤조산나트륨(안식향산나트륨)이 반응해 독성이 있는 '벤젠'이 만들어진다는 사실이 밝혀졌다. 벤젠은 발암성이 아주 강한 물질이다. 10년 전에 미국과 영국에서 이러한 사실이 보고된 것을 계기로 일본에서도 조사를 실시한 결과, 벤젠이 검출된 청량음료가 발견되었다.

상상조차 할 수 없는 첨가물의 원료

그런데 과연 첨가물은 무엇으로 만드는 것일까?

석유에서 추출해 만드는 타르계 색소(합성착색료)와 같이 대부분 석유를 원료로 만들고 있다고 생각할 수도 있다. 하지만 첨가물의 원료는 실로 다양해, 들으면 깜짝 놀랄만한 원료도 적지 않다.

예를 들어, 동클로로필이라는 녹색의 착색료가 있다. 색깔이나 이름을 들어보면 식물의 잎에서 추출할 것이라는 생각이 든다. 하지만 사실은 누에의 똥에서 추출한다. 소비자의 입장에서는 도무지 상상도 할 수 없는 일이다. 만약 소비자가 이 사실을 알게 되면, 이 색소를 사용한 식품에는 눈길조차 주고 싶지 않을 것이다.

일반적인 정서로는 "도대체 왜 이렇게까지 하면서 첨가물을 만들어야 하는 거지?" 아니면 "이렇게 기분 나쁜 원료를 왜 금지하지 않고 사용을 허가해주는 거야?" 등의 의문을 품을 것이다. 정부에 대한 강한 불신감을 표출할 수도 있다.

하지만 정부에서는 첨가물의 원료 및 제조 방법에 대해서는 특별히 규제하고 있지 않다. 완제품으로 가공된 첨가물만 안전성 검사의 대상이 되는 것이다.

소비자가 이러한 정보를 알고도 그 첨가물이 들어 있는 식품을 구입하고 싶어질까? 역으로 말하면 이러한 정보야말로 소비자가 가장 원하는 정보라는 뜻이다.

살 아 있 는 지 식 과 지 혜 가 숨 쉬 는 곳

2023년 도서목록

국일미디어 | 국일증권경제연구소 | 국일아이

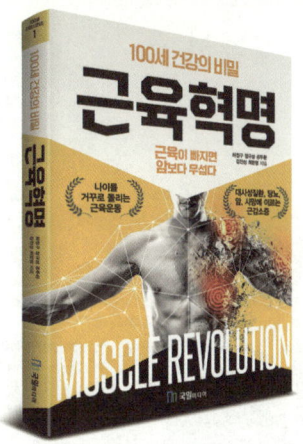

100세 건강의 비밀
근육혁명

하정구, 정규성, 공두환, 김진성, 최문영 지음
292쪽 | 값 18,000원

근육을 지키는 것이 내 몸과 건강을 지키는 것!

근육의 양이 줄어드는 근감소증은 당뇨, 고혈압, 심장질환, 뇌졸중, 치매 뿐 아니라 암, 사망에 이르게 하는 무서운 병이다. 근감소증을 치료하는 수술이나 약은 없고 근력운동만이 근육감소를 막고 근육을 강하게 만들어 준다.

건강한 100세시대를 맞이하기 위해서 무엇보다 중요한 것이 근육인데, 이 책은 건강하게 근육을 키우고 통증을 줄일 수 있는 모든 노하우를 담고 있다. 백년을 청년같이 건강하게 살 수 있게 하는 근육운동을 소개하고 누구라도 쉽게 따라할 수 있도록 QR도 함께 담았다.

국일출판사는 책을 파는 곳이 아니라 꿈을 파는 곳입니다.
전화 (02)2237-4523 | 팩스 (02)2237-4524

4차 산업 혁명 시대, 인공지능 시대를 대비할
600여 가지 진로 직업 체험 학습 만화

미래를 이끌어 갈 인재로 크고 싶은
꿈나무들의 필독서

150만 부 돌파

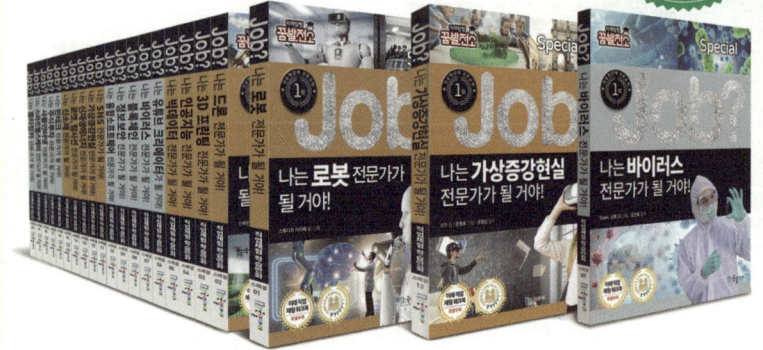

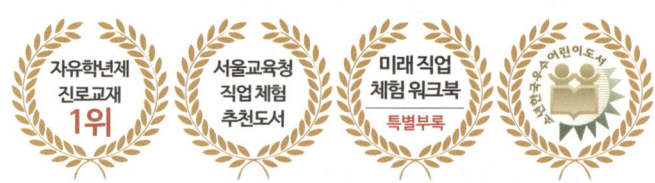

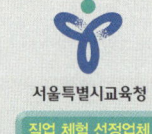

지식경제부 · 국가브랜드위원회 · 한국
디자인진흥원 후원, 머니투데이 주관
'대한민국 브랜드파워 대상' 기업 선정

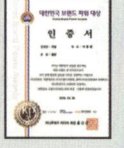

낱권 정가 12,800원 | 스페셜 20권 세트 정가 256,000원 | 40권 세트 정가 512,000원

[자료 4-1] 상상조차 할 수 없는 첨가물의 원료

원료	첨가물 명	사용 예, 목적
연지벌레	코치닐색소(착색료)	햄의 분홍색
	카르민산	음료의 오렌지색
누에 똥	동클로로필	산나물, 껌(녹색), 말차과자
홍국균	홍국색소	게맛살, 홍색식품
랙깍지벌레 암컷의 분비물	광택제, 껌 베이스	초콜릿이나 풍선껌의 원료
톱밥·펄프	CMC, 카르복시메틸셀룰로오스나트륨	소스류의 점성 아이스크림의 끈기 등
인광석·황인(yellow phosphorus)	각종 폴리인산나트륨	햄의 결착, 절임류의 변색 방지, 냉동 변성 방지
콜타르·석유	합성착색료 적3호, 황4호 등	절임류 등
박테리아의 배출물	잔탄검	소스 또는 수프의 점성
폐당밀+유전자조작[*19]박테리아	글루타민산나트륨, 조미료(아미노산 등)	감칠맛 조미료
석유(아크릴로니트릴)	글루타민산나트륨	감칠맛 * 현재는 사용하지 않음
금속 티타늄	산화티타늄	착색료(백색)
쇳가루	염화제이철	변색방지제
설탕+염소가스	수크랄로스	합성감미료
동물의 털, 깃털	L-시스테인	아미노산

그 외에 유전자조작기술[*19](243쪽)을 이용해 제조하는 것이 있음

인체에 악영향을 주는 식품첨가물

첨가물보다 무서운 불순물

첨가물을 합성할 때 불순물이 발생하는 경우가 있다. 이러한 불순물은 아주 미량이지만 암을 유발하는 발암물질일 가능성이 높다. 앞에서도 언급했지만 콜라의 캐러멜색소에 들어 있는 발암물질로 알려진 4-MI도 불순물의 한 가지다. 판매 금지 처분이 내려진 에코나 식용유의 경우도 기름을 분해하고, 새롭게 합성하는 과정에서 발암물질이 생성된다.

최근 이러한 불순물에 대한 기준을 마련하고자 하는 움직임이 있다. 그중 타르계 색소인 황색 제5호에 대해서는 완벽하게 규격을 정했다.

그러나 다른 타르계 색소에 대해서는 아직 기준이 없는데 적색 제104호, 적색 제105호는 제1종 특정화학물질인 헥사클로르벤젠이 함유되어 문제가 되고 있다. 홍국색소의 원료인 홍국균에도 인체에 유해한 곰팡이 독소가 있다는 지적이 있다.

아나토색소(황색)는 홍목과 나무의 종자에서 추출하는데, 카로티노이드라고 표시되며, 매우 다양한 식품에 사용된다. 이 천연색소는 재배지의 수은 오염 정도에 따라 색소에 수은이 잔류하는 경우가 있어 국제적으로 기준이 마련되어 있다. 하지만 안타깝게도 일본에서는 이 색소에 대한 규격 및 기준이 정해지지 않아 규격을 충족하지 못하는 제품이 수입될 염려도 있다.

또한 증점다당류인 구아검에서는 다이옥신이 검출돼, 이를 사용한 식품이 모두 회수 조치를 당하는 일도 있었다. 같은 증점다당류인 카라기난은 저분자물질의 함유량을 규제하는 국제 기준이 정해져 있으나, 일본에서는 이 기준이 없어 이를 사용한 식품이 EU를 비롯한 해외 시장에서 수입 금지를 당하는 일도 있었다.

타르계 색소인 황색 제4호를 사용한 일본 식품을 미국이 수차례 수입금지 조치를 취하기도 했다. 미국에서는 일본의 황색 제4호를 인정하지 않기 때문이다.

수크랄로스, 사카린 등의 합성감미료에 관해서도 불순물 양에 대한 기준이 정해져 있다.

· 첨가물에는 규격 기준이 정해져 있기 때문에 안심이 된다.
· 첨가물에 대한 규격 기준을 정하지 않으면 불안하다(반드시 정해야 한다).

이 두 가지 전제에 대해서 생각해보면 어떨까? 개인적으로는 후자를 선택하고 싶다.

제5장

첨가물이 정말로
무서운 이유

첨가물의 간접적인 영향

대표적인
과다섭취 3형제

　국민 대부분은 '염분', '당분', '유분'의 과다섭취에 어느 정도의 방어본능이 있어 짜고, 기름지고, 너무 단 것은 피하려고 한다.
　하지만 첨가물은 이러한 방어본능을 쉽게 무너뜨린다. 혀가 마비되어 짠맛과 기름진 것을 느끼지 못하고, 그냥 '맛있다'고 생각하게 만드는 것이다.
　식염 10g이 들어 있는 물은 마실 수 없지만, 같은 양의 염분이 들어 있는 컵라면이라면 맛있게 먹을 수 있다. 설탕 50g이 들어 있는 물은 마시기 힘들어도 같은 양의 당분이 들어 있는 청량음료는 아무렇지도 않게 마신다. 4~5큰술 정도의 식용유로 채소를 볶으면 느끼해서 먹기 힘들지만, 컵라면이라면 같은 양의 식용유도 아무런 상관없이 먹는다.
　"메밀국수니까 건강에 좋을 거야."
　많은 직장인이 컵라면과 같은 인스턴트 메밀국수를 먹으면서 하는 생각이다. 메밀국수도 기름과 염분의 양은 라면과 거의 동일하며, 칼로리 역시 편의점에서 판매하는 햄버거 도시락과 크게 다르지 않다.
　이처럼 첨가물이라는 마법에 걸리면 혀는 마비되어 버린다. 반 컵 정도의 설탕을 한 번에 마시고, 간식으로 성인 하루분의 염분을 섭취하며, 성인 남자 하루분의 기름(섭취 칼로리의 20%)을 두 배 이상 섭취하는 어린이가 있는 것이 현실이다.

'염분', '당분', '유분'. 나는 이 세 가지를 '대표적인 과다섭취 3형제'라고 부른다. 이 과다섭취야말로 첨가물의 안전성과는 또 다른 '무서움'이다.

염분, 당분, 유분의 이해하기 어려운 성분 표시

[자료 5-1] 인스턴트 돈코츠(돼지뼈국물)라면의 영양성분표(예)

에너지	671Kcal
단백질	16.6g
지방	39.6g
탄수화물	62.1g
나트륨	3.8g

* 소금함량 = $\dfrac{\text{염화나트륨(NaCl)}}{\text{나트륨(Na)}}$ = 2.56(환산치)

* 첨가물인 나트륨도 포함되기 때문에 2.5 정도가 적당함

[자료 5-1]은 인스턴트 라면의 성분 표시다. 이 표에서 '염분'과 '유분'에 관한 내용을 알 수 있을까?

직접적으로 '염분'과 '유분'이라고 표시를 하지 않았기 때문에 아무리 보아도 바로 알 수가 없다.

'유분'은 '지방 39.6g'이라고 표시되어 있는데, 이를 샐러드유로 환산하면 4큰술 정도의 양이 된다. '염분'인 '나트륨 3.8g'을 소금으로 환산하려면 2.5

를 곱하면 된다. 따라서 3.8g × 2.5 = 9.5g이 이 인스턴트 라면에 들어 있는 염분의 양이 된다. 이는 성인 남자의 하루분에 해당하는 양이다.

[자료 5-2] 청량음료의 영양성분표(예)

```
에너지 표시
열량(100㎖당)
에너지      48Kcal
단백질      0g
지방        0g
탄수화물    12g
```

다음으로 청량음료의 성분 표시를 예로 들어보겠다. [자료 5-2]는 청량음료의 영양 표시 예다. 여기에서 '당분'이 얼마나 포함되어 있는지 알기는 쉽지 않다.

청량음료의 경우 에너지 표시의 '탄수화물 12g'이 100㎖당 설탕(당류)의 양이라고 생각할 수 있다(실제로는 앞에서 말한 바와 같이 설탕이 아니라 '포도당과당액당'이 주로 사용된다).

즉 500㎖ 청량음료 한 병에는 약 60g(12g × 5)의 설탕이 들어 있다고 보면 된다.

이제 '염분', '당분', '유분'에 대해서 각각 살펴보기로 하자.

하루분의 염분을 단 한 끼에 섭취한다

사람이 350㎖의 물에 소금 10g을 섞은 식염수를 그냥 마시기는 어렵다. 이 정도면 바닷물과 같은 염분 농도로 몹시 짜다. 그러나 소금물에 첨가물과 엑기스류를 넣고 양념하면, 마지막 한 방울까지도 남김없이 마실 수 있는 '마법의 수프'가 만들어진다.

왜 바닷물과 같은 '염분'을 사용하는 것일까? 그것은 염분이 첨가물이나 엑기스류의 감칠맛을 강하게 해주기 때문이다. 염분을 사용하면 현대인이 좋아하는 진한 맛을 낼 수 있다. 인스턴트 라면에 들어 있는 분말스프의 절반 이상은 식염이라고 생각해도 좋다.

성인 1일 염분 섭취 권장량은 여성의 경우 8g, 남성은 10g 정도다. 그런데 인스턴트 라면이나 컵라면 1개에는 1일 염분 섭취 권장량이 들어 있다. 이러한 이유 때문에 하루 20g 이상의 염분을 섭취하는 성인 또는 어린이가 적지 않다.

이처럼 자기도 모르는 사이에 보통 이상으로 염분을 섭취하는 경우가 많다. 이것이 첨가물의 힘이며, 무서움이다.

최근 즉석라면 한 그릇에 들어 있는 염분의 양을 자체적으로 표시하는 기업들이 나오기 시작했다. 이들 기업은 에너지 표시란 하단에 '식염환산량'을 면 ○g, 스프 ○g, 합계 ○g 등으로 표시하고 있다.

일본의 대형유통업체인 이온AEON에서는 건강증진법이 시행된 당시부터 자사 라면에 식염환산량을 자체적으로 표시하고 있다. 또한 그린코프생협은

1993년부터 그린코프 브랜드의 전 상품에 식염환산량과 당류를 표시하고 있다. 건강증진법에 따른 표시가 소비자가 알아보기에는 너무 어렵기 때문이다.

30g의 지방을 단번에 먹어치우는 아이들

인스턴트 라면은 면의 보존기간을 늘리기 위해 기름에 튀기는 방식을 이용한다. 130~150℃ 정도되는 기름에 튀겨 라면의 수분을 날려버리는데, 이 과정 때문에 라면이 바삭한 상태로 장기간 보존되는 것이다.

그래서 인스턴트 라면이나 컵라면, 컵우동 등에는 '유탕면'이라는 표시를 한다. 인스턴트 라면을 먹을 때, 기름을 동시에 섭취하는 것이다.

이러한 즉석면의 지방을 직접 확인할 수 있는 방법이 있다. 면을 삶아 익은 면은 체로 건지고 남은 물을 계량컵에 부어보면 기름기가 떠 있는 것을 볼 수 있다. 이것을 냉장고에 넣어 식히면 표면에 떠 있던 기름기가 하얗게 굳는다. 이것이 팜경화유다(팜경화유에 대해서는 앞서 마가린에서 이야기했다).

실제로 보면 생각보다 기름의 양이 많아 놀랄 것이다.

'실제 기름의 양'과 '혀에서 느끼는 기름의 맛'은 크게 다르다. 예를 들어 포테이토칩 1봉지(30g)에는 약 10g, 믹스 샌드위치나 감자 샐러드 한 봉지에는 12~15g의 지방이 포함되어 있다. 지방이 30g이나 들어 있는 컵라면을 먹으면서 "지방을 너무 많이 섭취한 건 아니겠지?"라고 자각하는 사람은 아마 없을 것이다.

최근 비만이나 고혈압, 당뇨 등의 생활습관병(성인병)을 앓고 있는 어린이들이 증가하고 있는 것이 사회적인 문제가 되고 있는데, 이는 지방과 당분의 과다섭취가 원인이라는 보고가 많다.

일본 정부가 실시한 조사 결과에 따르면, 전국의 남녀 고교생 가운데 약 40% 이상이 생활습관병 예비군이라고 한다.

인스턴트 라면이나 국수뿐만 아니라, 패스트푸드나 시판되고 있는 도시락 등에도 다량의 지방이 들어 있다. 가정에서 먹는 음식과 비교하면 믿을 수 없을 만큼 엄청난 지방량이다.

또한 판매되는 샌드위치나 감자 샐러드에도 많은 지방이 함유되어 있다. 주로 사용되는 마요네즈 맛 드레싱에 유화제와 가공전분 등이 사용되기 때문에 기름진 맛을 느낄 수 없을 뿐이다.

가공식품을 구입할 때, 성분 표시에 '지방'이 얼마나 들어 있는지, 그리고 그 식품의 칼로리는 얼마나 되는지를 꼼꼼하게 따져보고 구입해야 할 것이다.

예전에 마가린에 설탕을 넣어 먹는 중학생들을 보고 경악한 적이 있는데 학생들이 이렇게 말했다.

"아마 아저씨도 한번 드셔보시면 이 맛에 푹 빠져버릴 걸요?"

의외로 많은 트랜스지방산을 섭취하는 소비자

지방은 양의 문제만이 아니라 '질'에도 주의를 기울일 필요가 있다. 마가린이나 패스트푸드, 튀김 면 등에 사용되는 기름에는 트랜스지방산이 포함되어 있다. 트랜스지방산은 심장병이나 동맥경화를 일으키는 몸에 좋지 않은 지방이다.

서구에서는 트랜스지방 표시가 의무화되어 있다. 하지만 일본에서는 아직도 트랜스지방 표시 의무가 시행되고 있지 않은데, 그 이유는 일본인이 서구인에 비해 트랜스지방을 적게 섭취하고 있다고 믿기 때문이다.

그러나 도쿄대학을 비롯한 8개 대학의 공동연구에 따르면, 일본의 30~40대 여성의 경우 세계보건기구WHO, 국제연합식량농업기구FAO 등이 권장하는 트랜스지방의 권장섭취량을 30% 정도 초과해 섭취하고 있는 것으로 나타났다(1998년 3월 23일자 아사히신문).

이 결과의 주요 원인은 과자류(스낵) 때문이다. 30~40대 여성이 좋아하는 과자나 케이크에는 마가린과 쇼트닝과 같은 지방이 많이 사용되기 때문이다. 물론 햄버거와 같은 패스트푸드나 인스턴트 면 등도 마찬가지다.

청량음료의 당분

사이다나 콜라와 같은 청량음료 500㎖ 한 병에는 약 50~60g의 당분이 포함되어 있다. 설탕 반 컵 정도의 양이다. 보통 물 500㎖에 이 만큼의 설탕을 용해시키면, 너무 달아 도저히 마실 수 없는 '시럽' 상태의 액체가 된다.

그러나 여기에 구연산 등의 산미료를 첨가하고, 수십 종류의 화학물질이 배합된 향료와 착색료로 향과 색을 내면, 아무 생각 없이 늘 마시는 맛있는 청량음료로 변신한다.

그런데 이렇게 많은 양의 당분(포도당과 과당의 혼합)이 포함되어 있는데도 청량음료에는 '당분'이라는 표시가 없다. 성분 표시란에 '탄수화물'이라는 표시가 있는데, 본래 탄수화물의 양은 지방, 단백질, 수분 등 계측할 수 있는 성분을 제외한 양이다. 탄수화물과 당질·당류와의 관계는 [자료 5-3]과 같다.

[자료 5-3] 탄수화물과 당질, 당류와의 관계

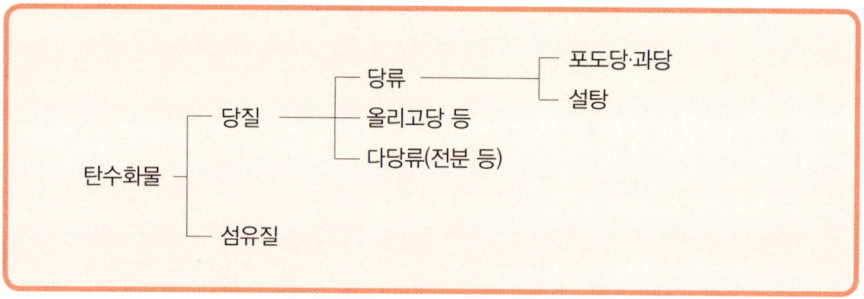

위의 관계에 따라서 '당분'이라는 표현 대신에 '탄수화물'이라고 표시를 해도 문제는 없는 것이다.

청량음료를 제조하는 기업에서는, 어른이 마시는 맥주맛 음료에는 '무당질', '당류 제로'라고 강조해서 광고하면서도, 당분 섭취가 너무 많아 문제가 되는 아이들의 음료에는 '탄수화물'이라고 당분의 표시를 숨기고 있는 것이다. 법적으로 위반은 아니라고 하지만, 소비자에 대한 업계의 태도를 엿볼 수 있는 대표적인 예라고 할 수 있다.

아이들이 자주 마시는 청량음료야말로 확실하게 '당류 ○g'이라는 표시를 해야 할 것이다.

참고로 요미우리신문이 발표한 청량음료에 관한 보고를 소개하고자 한다. 2012년 12월 26일 요미우리신문의 일간·석간 기사에 따르면, 이소 히로야스 오사카대학교 교수가 18년 동안 추적 조사를 실시한 결과 청량음료를 마신 횟수가 많은 여성일수록 뇌경색에 걸릴 확률이 높아진다는 것이 밝혀졌다.

청량음료를 '거의 안 마신다'라는 그룹부터 '거의 매일 마신다'라는 그룹까지 4개 그룹으로 나누어 분석을 실시한 결과, '거의 매일 마신다'라고 응답한 그룹의 뇌경색 발병률은 '거의 안 마신다'라고 응답한 그룹에 비해 1.83배 높게 나타났다고 한다.

식생활 가치관의 붕괴

병으로 입원하셨던 할머니가 건강을 찾아 퇴원하게 되어 딸인 엄마와 손자가 퇴원을 축하하기 위해 할머니 집을 방문했다. 이들이 할머니 집에 도착했을 때 할머니는 무를 깨끗하게 씻어 말리고 있었다.

"할머니, 이런 일 해도 괜찮아요?"

"너희들 덕분에 건강해졌단다. 고맙다."

얼마 뒤 할머니께서 보내신 단무지가 집으로 배달됐다. 그리고 며칠 뒤 학교에서 단체로 견학을 가게 되었는데, 엄마는 도시락을 싸면서 반찬으로 할머니가 보내주신 단무지를 두 조각 같이 넣었다.

점심시간이 되어 도시락을 펼친 순간, 주위에 있던 아이들이 손가락으로 코를 막으며 소리를 질렀다.

"이게 무슨 냄새야? 누구야! 이 냄새!"

"앗, 이 녀석 도시락에서 똥 냄새가 난다!"

그 냄새의 주인공은 할머니께서 직접 만든 단무지였다.

"우리 할머니가 직접 만든 것이라 정말 맛이 있단 말이야!"

이 학생은 창피함과 억울함으로 눈물을 머금으면서도 할머니의 단무지를 맛있게 먹었다. 할머니와 어머니가 직접 싸주신 도시락을 똥 냄새가 난다며 놀리고 피하는 아이들. 이런 아이들을 만드는 것은 다름 아닌 우리 어른들이다.

엄마가 나가! 편의점이 있으니까 난 괜찮아!

실제로 눈앞에서 겪은 일이다. 어느 중학생이 사소한 일로 엄마에게 욕을 하며 대들었다. 그 어머니도 화가 났는지 이렇게 말했다.

"너 같은 놈 이제 집에서 쫓아내버릴 거야!"

요즘 젊은 엄마들은 이런 말까지 하나 싶어 내심 놀라웠다. 그런데 더 놀라운 것은 그 중학생이 하는 말이었다.

"엄마가 나가! 편의점이 있으니까 난 괜찮아!"

다른 학부형에게 들은 일화도 있다. 중학생인 딸이 학교에서 돌아와 빈 도시락을 꺼내 놓으면 왠지 너무 깨끗하다는 느낌이 들었다. 딸에게 어찌 된 영문인지 물어보았는데, 그 진실을 알고는 큰 충격을 받았다. 그리고 왜 딸이 용돈이 부족하다고 입버릇처럼 이야기했는지도 알게 되었다.

매일 아침 엄마가 열심히 만들어준 도시락이 같은 반 친구들의 놀림거리가 되었다고 한다.

"쟤 좀 봐봐. 편의점 도시락 살 돈도 없나 봐. 우리하고는 격이 다르네!"

그래서 그 딸은 엄마가 싸주신 도시락을 친구들 몰래 쓰레기통에 버리고 편의점 도시락을 사 간 것이었다.

도대체 같은 반 친구들이 말하는 '격'이란 무엇일까? 누가 어디에서 어떻게 만들었는지도 모르는 편의점 도시락이 어떻게 어머니가 아침에 일찍 일어나 정성 들여 만든 도시락보다 가치가 더 높다고 하는 것일까?

아침식사를 몇천 원짜리 편의점 도시락으로 해결하는 아이들, 그리고 방에서 혼자 먹는 편의점 도시락이 제일 맛있다고 말하는 청소년들, 정말 엄마의 정성이 듬뿍 담긴 도시락은 이제 필요 없는 것일까?

어린이집에서 있었던 일이다. 어린이집 아이들에게 수업 때 주먹밥을 만들게 했는데, 한 아이가 태어나서 처음으로 자신의 손으로 만든 주먹밥을 먹어보고는 "정말 맛있어요!"라고 큰 소리로 말했다고 한다.

이 말을 들은 어린이집 선생님은 그 아이가 예뻐서 자기도 모르게 아이를 꼭 껴안아줬다고 한다.

이러한 이야기가 결코 특별한 예는 아닐 것이다. 이제는 부모님의 생각을 이해하고, 존경할 수 있는 마음을 가진 아이들을 찾아보기도 어렵다.

전국의 수많은 선생님에게 이러한 이야기를 듣고 있다. 아이들의 식생활에 관한 교육 현장의 생생한 이야기를 접할 때마다 마음이 무거워진다.

하지만 이것은 아이들의 문제만이 아니라, 어른들의 식생활에 대한 가치관의 붕괴에서 기인하는 문제일 수도 있다. 간접적인 영향이라고는 하지만, 식품첨가물이 어른들의 입맛과 음식에 대한 생각조차도 간단하게 바꿔버리고 있기 때문에 아이들에게도 금방 영향을 미칠 수 있다. 결국 아이들의 입맛이 변하고, 자신들도 모르는 사이에 정신까지 파괴되는 것이다.

어른들이 다음 세대의 아이들에게 반드시 전해줘야 할 것이 있다.

지인인 야스타케 신고 씨가 쓴 책 가운데 『하나짱의 된장국』이라는 책이 있다. 33세에 암으로 세상을 떠난 엄마와의 약속을 지키기 위해 5살 생일부터 매일 아침 된장국을 끓이는 어린 딸 하나짱의 이야기이다. 살 수 있는 날이 얼마 남지 않았다는 것을 알고 엄마가 5살짜리 어린 딸에게 전해준 것은 과연 무엇인지, 기회가 있으면 꼭 읽어 봤으면 좋겠다.

넘쳐나는 먹을거리의 홍수 속에서 다음 세대에 과연 무엇을 전해줘야 할지 어른들이 진지하게 고민해야 할 것이다.

음식물쓰레기 왕국 일본

일본의 음식물쓰레기 양이 세계 1, 2위를 다투고 있다는 것을 아는 사람들은 그리 많지 않을 것이다.

일본 정부의 발표에 따르면, 연간 음식물쓰레기 발생량은 약 1,900만 톤 정도로, 이는 약 7천만 명의 인구가 1년간 먹을 수 있는 양이라고 한다(2011년 3월 7일자 요미우리신문 칼럼).

한 민간단체의 조사에서는 일본에서 한 해 동안 나오는 음식물쓰레기가 2,700만 톤이라는 보고도 있다. 그 가운데 아직 먹을 수 있는데도 버려지는 이른바 '식품로스'가 약 500~900만 톤에 이른다고 한다. 그러나 그 실체가 불분명하고, 조사한 단체나 기관에 따라 발표하는 수치가 다른 것이 현실이다.

일본은 어마어마한 양의 식품을 외국에서 수입하며 의존하고 있는데, 그 절반 정도를 버리고 있는 셈이 된다. 금액으로 환산하면 약 110조 원으로 미국의 43조 원보다 많다(2011년 4월 14일자 식품화학신문 기사).

또한 음식물쓰레기의 처리비용 역시 엄청나다. 음식물쓰레기는 대부분 소각하는데, 후쿠오카 현의 학교급식에서 발생하는 잔반 처리비용을 예로 들어 보자. 후쿠오카의 음식물쓰레기 소각장에서 잔반을 소각하는 데는 1톤당 약 30만 원이 소요된다. 가령 100만 톤을 처리한다고 하면 약 3천억 원이라는 막대한 비용이 소요되는 것이다. 실제로 일본에서 발생하는 음식물쓰레기를 전부 소각한다면 그 처리비용은 훨씬 많을 것이다.

편의점 식품의 실태

대부분 편의점은 유통기한에 가까워진 도시락의 가격을 인하해 판매한다. 하지만 일본의 유명 편의점인 세븐일레븐이 유통기한에 가까운 도시락의 가격을 내려 판매한 가맹점에 상품을 할인해 판매할 수 없도록 압력을 행사했다가 공정거래위원회가 독점금지법 위반으로 시정명령을 받은 일이 있다(2009년 6월 23일자 요미우리신문 기사).

세븐일레븐의 경우 한 점포에서 폐기되는 음식물이 연간 평균 5,300만 원 정도로, 시정명령 후인 2009년 7월부터는 폐기 금액의 15%를 본사에서 부담하는 것으로 바뀌었다(2009년 7월 18일자 요미우리신문 기사).

예를 들어 세븐일레븐에서는 유통기한이 오후 7시인 도시락의 원재료 표시 라벨에 F17이라는 기호를 기입한다. 이것은 17시(유통기한 2시간 전인 오후 5시)가 되면 자동적으로 계산대를 통과할 수 없도록 하여 판매할 수 없다.

일본에는 약 5만 개의 편의점이 있다. 각 점포에서는 도시락을 구입해서 바로 먹을 수 없으므로 약간은 여유 있게 주문을 하기도 한다. 따라서 유통기한이 지나 판매하지 못하고 폐기해야 하는 도시락이 발생하게 되는데, 편의점 한 개의 점포에서 하루에 20개의 도시락이 버려진다고 가정해보면, 전국적으로 먹을 수 있는 도시락 100만 개가 폐기되고 있는 셈이다.

유통기한에 대한 과민반응

너무나도 간단하게 음식물을 버리는 편의점이나 슈퍼마켓, 대형마트 등도 문제가 있지만 소비자인 우리에게도 문제는 있다. 유통기한에 필요 이상으로 민감한 반응을 보이며, 유통기한이 가까운 것보다는 유통기한이 더 남은 것을 선택하려고 한다. 이것이 일반적인 소비자의 행동이다.

유통기한은 식품을 제조하는 제조업체가 정하는데, 지금까지의 경험을 토대로 본다면 대부분은 식품의 변질이 시작되는 기간의 3분의 2 정도를 유통기한으로 정하고 있다. 일반적으로 25℃ 정도의 조건에서 보관 테스트를 하고, 그 자료를 참고하기도 한다.

많은 소비자는 유통기한에 거의 가까워진 식품은 구입하지 않는다. 소매점에서는 이러한 소비자의 행동을 고려해 이렇게 이야기한다.

"우리 매장에서 판매하는 생선 초밥은 몇 시간이 지나면 폐기하기 때문에 언제나 신선합니다."

"초밥은 지금 막 만들어서 10분 이내의 것만 제공합니다"라고 자랑하는 패스트푸드점도 있다.

또한 업계에는 '3분의 1 규칙'이라는 것이 있다.

소매점은 제조일로부터 유통기한까지의 3분의 1에 해당하는 기간을 납품기한으로 하고 있다. 예를 들어 유통기한이 90일인 상품의 경우, 3분의 1인 30일이 지난 식품은 납품을 받아주지 않는다는 것이다. 또한 소매점에서는 유통기한이 나머지 3분의 1의 기간인 30일로 가까워지면 반품하거나 폐기한다. 따라서 판매기간을 따져보면 실제로는 60일밖에 되지 않는다.

일본 유통경제연구소가 2011년도에 발표한 내용에 따르면, 3분의 1 규칙에 따른 납품기한 만료로 연간 1조 1,390억 원의 식품로스가 발생하는데, 만약 '3분의 1 규칙' 대신에 '3분의 2 규칙'을 적용한다면 판매기한 만료로 발생하는 식품로스의 금액이 4,170억 원으로 감소한다고 한다. 판매업체도 구매업체도 음식을 너무 쉽게 버리는 것에 대한 일말의 자책감이 전혀 없다.

'유통기한'을 '최적 상미기간' 등으로 바꾸는 것은 어떨까? 표시된 날까지 상품을 가장 맛있게 먹을 수 있는 기간이라는 의미다. 그렇게 되면 유통기한이 지났어도 아직 먹을 수 있다는 것을 소비자에게 알릴 수 있다.

언제 가공되었는지 알 수 없는 냉장식품

진공팩으로 포장되어 냉장 상태로 유통되는 식품은 편의점에서도 매우 인기 있는 상품 중 하나다. 이들 식품의 유통기한이 적힌 라벨에 '보존방법의 변경자' 또는 '보존온도 변경'이라고 표시된 것을 본 일이 있을 것이다.

이 표시의 의미는 다음과 같다.

예를 들어 고등어조림을 만드는 경우, 노르웨이에서 중국으로 고등어를 운반하고, 비닐봉지에 고등어 토막과 조미액을 넣어 진공포장을 한다. 이것을 그대로 통에 넣어 90℃의 온도에서 30분간 가열하면 조리와 살균을 동시에 할 수 있다.

조리가 끝난 것은 냉동하고 정해진 개수만큼 종이박스에 담는데, 이 종이박스에 1년 후의 유통기한을 표시한다. 따라서 각각의 진공팩에는 유통기한을 표시하지 않으며, '별도 기재' 등의 표시만 한다.

이렇게 가공된 식품은 냉동상태로 일본에 들어오는데, 일본에 도착하면 바로 해동시켜 각각의 진공팩에 '냉장' 상태에서의 유통기한 30일을 표시한다.

이것을 '보존온도 변경'이라고 하며, 포장지에 붙여진 유통기한의 라벨에 '보존방법의 변경자 ○○'라고 상품을 해동해서 냉장 상태로 판매하는 회사명을 기재한다.

업계에서는 '자연해동식품'이라는 용어를 사용하기도 하는데 제조 후에 냉동보관했다가 판매, 즉 유통은 냉장으로 하는 식품을 말한다. 이때 냉동제품을 해동해서 냉장으로 판매할 때, 개별 포장에 유통기한을 표시한다.

소비자는 30일 정도의 유통기한이라고 하면, 제조일자가 얼마 되지 않았을 것이라고 생각한다. 이런 것이 걱정되는 소비자라면 유통기한과 제조일자가 모두 표시된 식품을 구입하는 것이 좋을 것이다.

한편 대부분의 소비자는 마요네즈 용기 뚜껑에 마요네즈가 조금이라도 묻어 있으면 그 제품은 사지 않는다. 용기가 찌그러져 있으면 소매점에서는 반품시킨다. 용기에 담겨진 식품이 한쪽으로 몰려 용기의 내부에 빈 공간이 생긴 상품은 팔지 않는다.

이러한 작업을 하는 어른들이 과연 아이들에게 음식의 소중함을 이야기할 자격이 있을까? 무엇보다 가정에서 직접 음식을 만드는 일이 점차 줄어들고 있다는 것이 가장 큰 문제일 것이다.

제6장

첨가물을 어떻게 대해야 할까

문제가 발생하지 않는다고
안전한 것은 아니다

여러 경로를 통해 안전성이 의심되는 첨가물이 계속해서 사용되는 경우가 왕왕 있다. 왜냐하면 명확한 위해성 문제가 발생하지 않았기 때문이다.

만약 첨가물을 섭취하고 바로 몸에 이상증세가 나오는 것이라면 애초부터 사용이 금지될 것이다. 인간은 몸의 구조가 복잡한 고등동물이라서 그런지, 위해성이 바로 나타나지 않는다.

그러나 지금 당장 위해성이 발견되지 않았다고 해서 과연 안전하다고 말할 수 있을까? 사실 문제가 발생하지 않았다는 것과 안전하다는 것은 전혀 별개다. 이것을 '잠재적 위해성'이라고 한다.

또한 위해성에 문제가 없기 때문에 안전하다고 단언하는 것이 역으로 문제를 복잡하게 만들고, 장기화시키는 일이라고 생각한다. 제3장에서 언급한 안전성에 대한 '과신과 맹신'이 그 이면에 있는 것이다.

안전성에 의심이 가는 첨가물을 장기간 사용한 결과나 결말이 어떻게 전개될지, 인간의 건강에 어떠한 영향을 미칠지 누구도 알 수 없다. 실제로 문제가 발생해야 모두가 인식하는 것은 참으로 안타까운 일이다.

전문가도 위험에 대해서는 모르는 일이기에 우리 일반인은 더더욱 알 수 없는 것이어서 위험 가능성이 있다는 것을 잊지 않았으면 좋겠다.

'좋다, 나쁘다'의 문제가 아니다

동일한 첨가물에 대해 어느 학자는 안전하다고 말하고, 어느 학자는 위해성이 있다고 발표하는 경우가 있다. 같은 물질로 유사한 실험을 했음에도 학자에 따라 반대의 결과가 나오기도 한다. 이것이 바로 과학의 한계일 것이다.

예를 들어 칼로리 오프 또는 칼로리 제로의 청량음료에 사용되는 합성감미료, 아스파탐은 줄곧 이러한 논쟁에 휩싸인 첨가물이다.

좋은지, 나쁜지를 논의해보아도 여간해서는 결론이 나지 않는다. 특히 전문가가 아닌 일반인이 판단하기에는 더욱더 어려움이 있다. 좋은 것도 나쁜 것도 아닌, 도무지 알 수 없는 이들 첨가물을 섭취하지 않을 수만 있다면 이러한 논의 자체도 무의미해질 것이다.

첨가물이 우리의 생활과 절대로 떼려야 뗄 수 없는 물질이라고 한다면, 우리는 어떠한 방법을 동원해서든 가능한 한 많은 정보를 수집해야 하며, 모든 신경을 집중해야 할 것이다. 그러나 예로 든 아스파탐은 우리 생활에 꼭 필요한 첨가물은 아니라는 것이 문제다.

다른 첨가물 가운데에서도 없어도 상관없고, 자신의 노력 여하에 따라 섭취를 피할 수 있는 것이 많다. 그렇다면, 안전성이 전혀 확인되지 않는 첨가물이라면 굳이 사용할 필요가 없을 것이다.

비과학적이라고 이야기할 수도 있지만, 일반 소비자의 입장에서 본다면 안전성이 확인되지 않은 첨가물은 피하고 보는 것이 상책이다. 안타까운 일이지만 소비자가 스스로 판단할 수밖에 없다는 것이 지금의 현실이다.

'99% 안전'을 안심이라 말할 수 있을까

'안전·안심'이라는 말을 듣지 않는 날이 하루도 없을 정도로 수많은 업계에서 이 단어를 사용한다. 물론 어감이 좋아 사용하기도 쉽지만, 반대로 말하면 '안전·안심'할 수 없는 일이 우리 주변에 많다는 이야기일 것이다.

그러나 '안전'과 '안심'은 전혀 별개의 개념이다. '안전'은 위해요소가 없다는 것, 또는 위험하지 않다는 것을 의미한다. 반면 '안심'은 불안요소가 없다는 것, 또는 걱정이 없다는 의미이다.

'안전'은 이화학적 자료에 근거해 위험성이 전혀 없다는 것이 증명된 상태를 말하고, '안심'은 심적인 측면을 말한다. 하지만 현실적으로는 위험성이 전혀 없다거나 걱정이 전혀 없다거나 하는 일은 있을 수 없다. 가능한 한 제로에 가깝게 될 수 있도록 노력하고 있다는 것뿐이다.

"어머니! 99.99% 안전하다고 해서 안심할 수 있으세요?"

가끔 강연회가 있으면 참석자에게 이런 질문을 던지곤 한다. 그러면 많은 참가자들이 "안심할 수 있겠죠"라고 답한다.

사람들은 99.99% 안전하다고 하면 거의 완벽하게 안전하다고 생각한다. 하지만 사실은 꼭 그렇다고 할 수는 없다.

'99.99% 안전'이라고 하는 것은 1만 번 중에 한 번, 1만 명 중에 한 명에게는 문제가 될 수도 있다는 말이다. 99.99% 안전하다고 해서 위험성이 제로가 아닌 것이다.

'조건부 안전'이라는 말

강연회 등에서 자주하는 이야기가 있다. 그것은 "식품첨가물의 안전성은 조건부다"라는 것이다. 첨가물의 안전성은 정확한 실험을 통해 정부가 인정하는 것이지만, 그것은 다분히 조건부의 안전이다.

그 조건은 바로 이런 것이다.

· 첨가물의 안전성 실험에서는 동물실험밖에 실시하지 않았다.
· 한 가지의 식품첨가물에 대한 실험밖에 실시하지 않았다.
· 안전성 실험을 실시한 시대의 수준(의료기술, 분석기기의 정밀도 등)에서 판단했다(1948년부터 인가가 시작되었는데 컴퓨터도 없었던 시대에 인가된 것도 있다).

첨가물에 대해서 긍정적인 시각을 지닌 사람은 다음과 같이 주장한다.
"첨가물은 허용량이 수치화되어 있어서 안전성이 확보되어 있다."
예를 들어 체중 1kg당 허용량이 1mg이라고 했을 때, 0.99mg이라면 안전하다고 말할 수 있을까?
제한속도가 시속 100km로 정해진 고속도로에서 시속 99km로 달리면 위반이 아니지만, 시속 101km로 달리면 속도위반이 되는 것과 같은 이치이다. 그러나 실제로는 시속 99km나 101km도 사고의 위험은 크게 차이가 없다.
수치로 보여주는 기준이 필요한 것이기는 하지만, 이것이 안전과 위험의 경계가 되는 것은 아니다. 수치는 어디까지나 이 정도가 위험의 기준이 될 수 있다는 참고자료에 불과하다.

과학의 한계

과학을 부정하고 싶은 생각은 전혀 없지만, 좀 더 고도로 발전하면 좋겠다는 생각을 한다.

어떤 사실에 대해 과학적으로 해명할 수 있는 부분만 가지고 전체를 판단하기에는 어려움이 있다. 지금도 사용하고 있는 어느 첨가물의 경우, 안전성이 확인된 당시의 과학 수준은 컴퓨터도 없었을 뿐만 아니라 분석기기의 정밀도도 매우 낮았다.

40여 년 전에 공해방지 국가자격을 취득할 당시는 실험 결과에 'ND(검출되지 않음)'가 매우 많았다. 만약에 요즘의 과학기술을 이용해 다시 실험해보면 어떨까? 아마도 독성물질이 포함되어 있다는 것을 발견할지도 모른다. 요즘에는 1피코그램pg(1조 분의 1g)까지 분석이 가능하기 때문이다.

화학물질은 현재는 물론이고 미래까지도 염두에 두고 사용해야 한다. 현대를 살아가는 우리는 부모세대에게 많은 종류와 막대한 양의 위해물질을 이어받았다. 당시에는 이러한 화학물질의 위해성을 잘 몰랐기 때문에 사용이 일반적이었지만, 지금은 어떤가?

영국에서는 합성착색료가 자라나는 청소년에게 미치는 영향에 대해 '위험하다고 단언할 수는 없지만, 안전하다고도 말할 수 없다'라는 판단하에 위해성 표시를 의무화하고 있다. 즉, 조금이라도 의심스럽다면 규제한다는 방침인 것이다. 다음 세대의 주역인 어린이들을 위해 안전성이 확실히 보장되지 않는다면 규제를 강화해야만 한다.

'에코칠(EcoChil)', 화학물질과 어린이

'어린이들에게 무슨 일이 일어나고 있다.', '어린이들이 이상하다.'
요즘 이러한 주제를 가지고 '에코칠' 프로젝트가 추진되고 있다.
'에코칠'이라는 말은 환경을 의미하는 'Ecology'와 어린이를 의미하는 'Children'의 합성어이다. 이 프로젝트는 일상생활에서 화학물질이 어린이들의 심신 발달에 미치는 영향을 조사하는 것이다.
전국의 약 100개 지자체에서 임신부 10만 명의 협력을 얻어, 갓 태어난 10만 명의 어린이를 13세까지 매년 두 차례씩 건강 상태를 추적 조사하는데, 이 조사는 각 지역의 대학이나 의료기관 등을 통해 이루어지고 있다.
산모의 탯줄과 혈액, 소변, 모유 등을 조사해 최근 증가하고 있는 알레르기, 천식, 선천성 이상증세에 화학물질이 영향을 미치고 있는지를 밝혀내고, 화학물질의 인체 내 대사 상태도 조사한다.
예를 들어 일본 후쿠오카 지구에서는 산교의과대학과 큐슈대학이 중심이 되어 후쿠오카시에서 5,400명, 기타큐슈시에서 2,700명의 주민을 대상으로 조사를 실시하고 있다. 2025년에는 이들 조사의 중간보고가 발표될 예정이다.

이미 덴마크나 미국 등의 국가에서는 이러한 프로젝트가 추진 중에 있으며, EU 국가들과의 정보교류도 이루어지고 있다.

자료가 없어도 안심할 수 있는 '단골 가게'

상점가나 시장의 골목에 있는 오래된 단골 가게의 생선이나 채소, 고기에는 일반적인 표시나 규격서가 붙어 있지 않다.
"아저씨, 이 채소 생산 이력을 확인할 수 있어요?"
안전성을 확인할 수 없으니 주인아저씨에게 물어볼 수밖에 없다. 아마 생산 이력을 확인하는 말에 주인아저씨는 이렇게 대답할 것이다.
"그런 게 어디 있어? 이거 ○○네 농장에서 따온 거야!"
본래 얼굴을 자주 보는 단골손님은 이런 것 자체를 묻지 않는다. 단골은 가게의 주인장과 관계를 맺고 있다는 의미이다. 단골손님은 매번 어떠한 의심도 없이 단골 가게에서 식재료를 구입한다. 구입한 채소와 생선을 가장 맛있게 먹을 수 있는 방법을 배우기도 한다. 이러한 관계를 통해 소비자는 안심하고 장을 본다. 가게의 주인장도 단골손님을 중요하게 여기기 때문에 물건을 속이거나 하지 않는다.
단골 가게 주인장의 진정한 서비스는 상품의 가격 인하나 포인트 카드의 적립이 아니라, 소비자가 만족할 수 있는 고품질의 상품을 들여놓거나 상품 설명과 맛있게 먹을 수 있는 방법을 가르쳐주는 것이다.

다른 한편으로 마트에서 장을 보는 일은 누구에게도 간섭을 받지 않아 편할 수 있다. 상품 설명도 필요도 없고 진열시간이 오래되어 신선도가 떨어져도 밝은 전등을 비춰 신선한 것처럼 보이게 하면 된다. 돈을 좀 들여 깨끗하게 진열대를 만들면 더욱 좋다. 상품의 구색과 저렴함을 자유롭게 선택하면 그만이다. 소비자도 이러한 것을 원한다.

대형마트나 슈퍼마켓에서는 일일이 상품 설명을 하지 않는다. 판매사원도 없는 매대에는 눈이 부실 정도의 화려한 불빛에 상품 설명만 간단하게 적혀 있다.

상품 설명은 법적으로 최소한의 표시만 해도 무방하다. 서비스는 10원이라도 가격을 낮추거나 포인트 카드의 적립 정도이다. 문이 없어 냉기가 흘러넘치는 오픈 냉장고나 냉동고, 출입구의 자동문도 모두 쇼핑을 쉽게 하게 하는 서비스이다.

이처럼 에너지 극빈국인 일본이 에너지를 낭비하는 잘못된 서비스로 과잉 경쟁에 빠져 있다. 이제 오픈 냉장고와 냉동고에 문을 달아보면 어떨까? 오픈 냉장고의 에너지 비용은 당연히 상품의 가격 상승으로 이어져 소비자의 부담만 커질 뿐이다. 결국 파는 사람과 사는 사람 간의 관계가 점점 더 멀어져만 가고 있다.

첨가물을 대하는 3가지 원칙

우리는 무엇을 지키고, 무엇을 버려야 할까. 스스로 선택을 하지 않으면 안 되는 상황에 처해 있다.

첨가물을 대할 때 중요한 것은 다음의 세 가지로 요약할 수 있다. 이 원칙은 첨가물뿐만 아니라 농약, 환경물질, 방사성물질 등 우리가 일상적으로 마주하는 화학물질도 해당된다. 어렵고 멀게 느껴지는 화학물질의 문제가 조금이나마 가까운 문제로 인식되는 계기가 되면 좋겠다.

❶ 장점과 위험성을 동시에 생각한다
'덕분'에와 '때문'에를 이해한다. 값싸고 간단하게 먹을 수 있으며 편리하고, 깨끗하고, 맛있는 첨가물은 '덕분'이다. 한편 첨가물 그 자체와 염분, 당분, 유분을 과다섭취하는 것, 어른이나 어린이가 먹을거리의 소중함을 잃는 것은 첨가물 '때문'이다.

요즘 일본에서는 자동차 사고로 매년 4천 명 이상이 소중한 목숨을 잃고 있다. 자동차의 배기가스에는 독가스인 일산화탄소가 포함되어 있으며, 미세먼지는 암을 유발한다. 이산화탄소는 지구온난화의 주범이다.

그러나, 그렇다고 "자동차를 없애 버려야 해!"라는 이야기는 나오지 않는다. 자동차 사용으로 얻는 장점이 위험성보다 훨씬 크다고 생각하기 때문이다. 장점을 누리기 위해서는 이와 동시에 발생하는 위험성을 가능한 한 줄이는 노력이 필요하다.

네덜란드의 한 마을에서 지역 내의 교통사고를 없애기 위한 운동을 전개했다. 이 마을에서 결정한 방법은 너무나도 단순한 것이었다. 모든 주민들이 자동차 사용을 줄이고 자전거와 전차를 이용하자는 것이었다.

마을 주민들은 이렇게 말한다.

"조금만 일찍 일어나고, 조금만 불편함을 참는다면 자동차 사고는 제로가 됩니다. 그래서 자전거를 선택하게 된 것입니다."

농약에 패한 농민

어릴 적 직접 겪은 일 중 잊을 수없는 것이 있다. 그것은 농약중독 피해를 직접 보았던 기억이다.

부모님이 농사를 지었기 때문에 어릴 적에는 늘 가까이에 농약이 있었다. 1950년대 중후반에는 농업 근대화라는 이름으로 새로운 농약과 화학비료를 사용하는 시기였다.

벼에 피해를 주는 멸구를 방제하기 위해 사용되던 '파라티온'이라는 살충제가 있는데, 이 파라티온을 살포한 논에는 가까이 갈 수 없도록 빨간색 깃발을 세우고, 끈으로 둘레를 치곤 했다. 학교 선생님도 농약을 친 뒤 일주일 동안은 냇가에서 놀지도 말라고 주의를 주기도 했다.

그리고 이 농약을 치면 논은 물론이고 그 논 주변의 냇가에도 물고기들이 모두 죽어 수면에 떠오르곤 했다. 시골이었기 때문에 하천에는 붕어와 잉어가 많았는데, 물고기들이 일제히 하얀 배를 뒤집어 수면에 떠오르는 광경을 직접 목격하고는 큰 충격을 받았다. 파라티온은 이러한 맹독성 때문에 지금은 사용이 금지되었다.

　어머니는 농약에 매우 약해, 농약을 치고 나면 3일 정도를 아무 일도 못 하고 누워 있곤 했는데, 그럴 때면 아버지는 "농부가 농약 좀 쳤다고 일어나지도 못하고 있으면 어쩌란 말이야!"라고 화를 내셨다. 그 당시는 이러한 가치관이 지배적이었다.

　아버지가 기르던 개 몸에 벼룩이 붙었다고 농약을 발랐다. 농약으로 사용하는 것과 같은 살충제라서 괜찮을 것으로 생각했을 것이다. 하지만 그 개는 혀로 농약에 젖은 털을 핥곤 얼마 되지 않아 헉헉거리며 쓰러져 다음날 죽고 말았다.

　일본 농림수산성 발표에 따르면 2011년도에 농약의 오남용으로 8명이 소중한 목숨을 잃었으며, 40여 명이 농약중독에 걸렸다고 한다.

　농약은 살충, 제초 등을 목적으로 사용하며 농가의 노동을 경감시키고, 수확량을 현저하게 증가시킨다. 이러한 장점 때문에 과거 농업 종사자 대부분은 농약 사용에 따라 다소 건강에 문제가 발생한다 하더라도 어쩔 수 없는 일이라고 생각했다. 환경보전이라는 말 자체도 없던 때였다.

　예전부터 잘 알고 지내는 지인 중에 『기적의 사과』라는 책으로 유명한 기무라 요시히로 씨가 있다. 그의 부인은 한때 농약중독으로 고통스러운 나날을 보냈다. 그래서 그는 사과나무를 오랫동안 관찰하며 상상할 수도 없는 노력을 한 끝에 농약의 위험에서 벗어났다.

　아무리 독성이 낮다 하더라도 농약은 환경을 오염시키고 파괴한다. 농약에 의해 지구가 오염되고 있고 농약이 사용되는 만큼 비용도 많이 든다.

'○○ 덕분'과 '○○ 때문'에 나오는 ○○ 자리에 '화학물질'을 대입해보면 이해가 될 것이다.

굉장히 어렵다고만 생각했던 화학물질이 우리들의 생활과 이렇게 밀접한 관계를 가지고 있다는 것이 놀라울 뿐이다.

위험성을 알고 장점을 선택할 것인가? 아니면 불편을 감수하고 위험성을 줄일 것인가? 첨가물뿐만 아니라 화학물질의 장점과 위험성이라는 것이 바로 이러한 것이다.

❷ 양자택일을 각오한다

첨가물이나 화학물질에 대한 장점과 단점을 충분히 이해했다면, 우리는 양자택일의 각오를 해야 한다.

편의점 도시락이나 패스트푸드, 조리식품 등의 인스턴트식품을 이용하면 편리하고 간단하게 한 끼 식사를 해결할 수 있다. 그러나 이들 식품에서 섭취하게 되는 첨가물은 100종류, 200종류가 넘는다. 더욱이 가정에서 조리한 음식보다 훨씬 많은 염분과 당분, 지방을 섭취하게 된다.

일단 섭취한 이상, 첨가물에서 오는 위험성은 각오해야 한다. 화학물질뿐만 아니라 물질 문명에는 반드시 위험이 따르기 마련이다.

젊은 시절 미국으로 출장을 간 적이 있는데, 어느 작은 지역의 시골 공항에 내리게 되었다. 비행기는 100명도 탈 수 없을 정도로 작았고, 낡고 지저분했기 때문에 혹시나 하는 마음에 불안감을 떨쳐버릴 수 없었다.

콘크리트나 아스팔트 포장이 되지 않은 활주로여서 비행기는 덜컹거리는 소리를 내며 심하게 요동쳤지만, 무사히 착륙했다. 그때 승객들이 일제히 박수를 치기 시작했다. 낡은 비행기를 활주로에 아무 탈 없이 착륙시킨 베테랑 조종사에게 보내는 박수이냐고 옆에 있는 통역사에게 물었다.

"아니요. 추락하지 않고 무사히 도착할 수 있도록 도와주신 하느님께 감사를 드리는 것이에요."

그는 당연하다는 듯이 대답했다.

비행기를 탔을 때 좌석벨트와 산소마스크의 착용방법을 반드시 설명해주는 이유는 추락했을 때를 대비한 것이다. 목적지에 빨리 도착할 수 있다는 장점의 '이면'에는 추락할지도 모른다는 위험성이 있다고 알려주는 것이다. 그리고 조금이라도 날씨가 좋지 않으면 결항하는 것은 혹시 발생할지도 모르는 위험을 피하기 위한 조치인 것이다. 이것은 동시에 우리가 얻을 수 있는 장점을 버리는 일도 된다.

일본의 공기, 마셔도 될까?

또 한 가지의 에피소드를 소개하고자 한다. 2012년 3월 11일, 동일본 지역을 초토화시킨 '동일본 대지진'이 일어났다! 프랑스 재외교육청이 관할하는 도쿄 국제프랑스학원(지진 전까지 유치원생부터 고등학생까지 약 1천 명이 재적함)은 지진이 난 직후 곧바로 휴교했다(4월 4일부터 수업 재개).

또한 프랑스 정부의 지시가 내려지면 바로 복용할 수 있도록 알약으로 된 요오드제를 도쿄 국제프랑스학원과 대사관 등에 배포했다. 그중에서도 임산부와 수유 중인 여성, 15세 미만의 어린이에게는 필요 시에 반드시 복용할 것을 권장했다.

3월 11일 대지진이 일어난 직후 프랑스에서는 구조대원을 태운 군용기가 일본을 향해 떠났다. 3월 15일 일본에 도착한 프랑스 구조대는 대기하고 있던 일본 주재 프랑스인들 특히 임산부와 산모, 15세 미만의 어린이들을 우선하여 비행기에 태워 본국으로 이송했다.

그 뒤로도 일주일 동안 나리타, 간사이공항을 통해 총 4대의 군용기로 나머지 프랑스인을 본국으로 송환했다. 민간 항공사인 에어프랑스도 자체적으로 일본 내 프랑스인을 이동시키기 위해 일본에 왔었다는 이야기도 있다. 이 대지진으로 폭발한 후쿠시마 원전과 인접한 나리타공항에 비행기가 착륙할 수 있는지를 판단한 것도 프랑스였다고 한다.

이처럼 프랑스는 자국민의 안전을 최우선시하여 신속한 대응으로 큰 혼란 없이 본국으로 국민을 이송할 수 있었다. 또한, 프랑스 방사선방호 원자력안전연구소IRSN와 주일 프랑스대사관, 재외 프랑스인 연맹 등이 연계해, 사고 후 약 6천 명에 달하는 재일 프랑스인에게 위기관리를 위한 정보를 시시각각 이메일로 제공했다고 한다.

프랑스는 원자력발전 대국이다. 프랑스의 원자력발전소는 대부분 강 주변에 자리 잡고 있으며, 해안의 단층도 안정되어 지진피해는 물론 지진해일의 피해도 없다. 그러나 홍수가 발생했을 경우를 대비해 모든 원자력발전소에 폭발방지장치를 설치하고, 강하고 두꺼운 방호벽으로 감싸 비행기의 충돌이나 테러에도 철저히 대비하고 있다.

그리고 원자력발전소 반경 10㎞ 이내에 사는 주민들에게는 매년 요오드제를 배포하고 있다. 작은 시골마을의 카페에 지급된 요오드제만 해도 몇 상자가 된다고 한다. 마을에서는 정기적으로 피난훈련을 실시하고 있으며, 만약 사고가 일어나면 창문을 닫고 환풍기의 전원을 내리도록 하는 등의 긴급 대응책을 숙지하도록 시민들을 계도하고 있다. 주민들은 원자력 발전의 위험성을 일상적으로 느끼며, 이에 대한 각오를 항상 다진다.

프랑스의 방사능 전문가들이 동일본 대지진 직후 일본에서 이송된 어린이들의 방사선 수치가 안전하다고 판단하자 이들은 나리타공항을 통해 다시 돌아왔다. 비행기에서 내린 한 프랑스 어린이가 제일 먼저 한 말은 이렇다.

"이제 일본의 공기를 마셔도 되는 거야?"

❸ 우선순위는 무엇인가?

낮은 가격, 간단·편리함, 깨끗함, 맛을 동시에 추구하는 것은 다양한 종류의 식품첨가물을 다량으로 섭취한다는 말과 같다. 식품첨가물이 싫다면 시간을 들여 스스로 음식을 하는 방법밖에는 없다.

어린이들에게 식품첨가물을 섭취하도록 해서 얻을 수 있는 장점은 과연 무엇인가? 수많은 종류의 첨가물을 대량으로 섭취하면 여유 시간이 생기고, 식비가 낮아지며, 그만큼 커다란 가전제품을 살 수 있다. 그러나 정말로 이것이 가족에게 가장 중요한 우선순위가 될 수 있을까?

자기 자신에게, 그리고 가족에게 가장 중요한 것은 무엇인가? 자신과 가족을 사랑하는 마음이 있다면 아마 무엇인가 떠오를 것이다.

경제와 건강, 어느 것이 우선인가?

내가 태어나고 자란 곳은 후쿠오카의 작은 시골마을이었는데, 초등학교 시절에는 사촌이 살고 있던 지금의 기타큐슈시에 자주 놀러 다녔다.

1960~1961년쯤 당시에, 야하타 제철소가 있던 기타큐슈시는 전국 4대 공업지대로서 제2차 세계대전 이후 일본의 근대화와 고도 경제성장을 이끌어온 곳이었다. 제철소에서 뿜어져 나오는 연기는 '일곱 색깔 연기'라고 불리며, 국가 번영의 상징이 되었다.

그러나 어린 내 눈에 비친 야하타의 하늘은 매연으로 새까맣고, 어두침침하게 내려앉아 있었다. 공해방지법이 제정되기 전의 일인데, 번영 대신에 심한 공해를 맛봐야 했던 것이다.

학교 교실은 매연이 들어오지 못하도록 창문을 꼭꼭 닫아야 했다. 붙박이 창문에는 어른들의 키보다도 큰 활성탄 공기청정기가 붙어 있었다. 샛길 옆 시궁창 물은 시뻘겋게 변하고 냄새조차 나지 않았다. 바다는 악취가 진동하고, 오염물질이 쌓여 끈적끈적한 진흙과 같았다. 빨래를 밖에서 말린다는 것은 생각조차 할 수 없었고, 산성비가 내려 정원의 식물들도 제대로 자랄 수가 없었다.

그야말로 공해의 도시, 기타큐슈를 제대로 경험한 것이다. 그 광경은 자연이 풍요로운 시골에서 자란 나에게는 너무나도 큰 충격이었다.

"왜 아무도 말하지 않는 거야? 하늘은 새까맣지, 아이들은 기침으로 콜록거리지, 너무 이상하잖아요?"

"쉿!"

숙모는 조용히 하라는 의미로 손가락을 입술 위에 대고, 화가 난 표정을 지으셨다.

"우리가 여기서 먹고살 수 있는 것은 모두 제철소 덕분이란 말이야!"

당시는 개인과 가정, 마을, 지역 전체가 공해 문제보다 '경제'가 우선이라는 가치관을 갖고 있었다. 시민의 건강 등은 그 다음의 일이었다. 그렇다고 해서 죽는 사람이 나오는 것도 아니었고, 쓰러지는 일도 없었다. 따라서 공해 문제는 급하지 않았다. 그래서 건강이나 환경적인 측면은 경제적인 측면보다 우선순위가 낮았던 것이다.

'공해의 도시'로 알려졌던 기타큐슈시는 그 후에 '파란 하늘이 갖고 싶다'는 지역 주민과 행정의 노력으로 환경이 크게 개선되었고, 세계적인 우수사례의 환경 모델도시로 탈바꿈했다. 가타큐슈의 사례는 일본 국내에서뿐만 아니라 세계적으로도 높은 평가를 받고 있다.

그러나 한번 악화된 환경을 다시 회복하는 데는 어마어마한 예산과 시간이 필요하다는 것은 모두가 아는 사실일 것이다. 이러한 사례들을 통해 다시 한 번 강조하고 싶은 것은, 식품첨가물뿐만 아니라 화학물질을 대하는 다음의 3가지 원칙이다.

① 장점과 위험성을 동시에 생각한다. '덕분'에와 '때문'에를 이해한다.

② 양자택일을 각오한다. 화학물질을 섭취하는 이상 위험성에 대한 각오가 필요하다.

③ 우선순위는 무엇인가? '자신의', '가족의', '사회의', '국가의' 우선순위를 정해본다.

식품의 안전성은 역사가 평가한다

식품첨가물은 안전성 시험을 통해 안전한지, 아닌지를 판단한다. 이러한 안전성 시험 가운데 피시험물질, 즉 해당 식품첨가물이 태아에게 미치는 영향을 조사하는 최기성시험이라는 것이 있다. 쥐 등의 동물에게 첨가물을 주입하여 새끼에 기형이 나타나는지를 조사하는 것이다. 이 시험은 통상적으로 2대까지만 조사를 하는데, 3대까지 봐야 한다는 주장이 있다. 어미와 새끼, 그리고 그 다음 세대까지 3대에 걸쳐 해당 첨가물을 계속해서 주입해봐야 한다는 것이다. 그리고 3대에 걸쳐까지 이상이 없으면, '이 첨가물(또는 화학물질)은 안전하다'고 판단한다.

이것을 쥐가 아닌 인간에게 적용 시켜보면, 인간의 3대는 약 100년 정도가 된다. 나는 인간이 100년 이상을 계속해서 섭취해온 것이라면 안전성이 어느 정도는 확보된 것이라고 생각한다. 그러면 우리 인간이 100년 이상에 걸쳐 섭취해온 것들은 무엇일까?

그것은 오랫동안 이어져 내려오고 있는 전통식품이다. 전통식품과 전통적인 음식문화는 2,000년이 넘는 세월 동안 쌓여온 것들이다. 때로는 실패도 있었을 것이다. 오랜 기간 우여곡절을 겪으면서 만들어낸 결과물이 지금까지 이어졌다.

지금 우리가 먹고 있는 전통식품과 식문화는 수없이 많은 인체실험을 반복한 결과의 집대성이라고 말할 수도 있다. 이것이 진정한 '안심하고 먹을 수 있는 식품'인 것이다.

수백 년, 수천 년 동안 오랜 세월에 걸쳐 이용해오고 있는 첨가물에는, 예를 들어 두부를 만드는 데 사용하는 간수, 베이킹파우더의 탄산수소나트륨 등이 있다. 이들은 일반적으로 사용했을 때는 안전성이 거의 완전하게 보증된 첨가물이라고 할 수 있다.

　나는 궁극적으로는 '식품의 안전성은 역사가 평가한다'라고 생각한다. 모든 식품첨가물이 위험하다고 말하고 싶은 생각은 추호도 없다. 그러나 누군가가 "○○ 첨가물은 안전합니까?"라고 묻는다면 "지금 단계에서는 명확한 위해성이 나오지 않은 모양입니다"라고 답할 수밖에 없다.

　만약 어떤 것이 안전한 것이냐고 물어본다면, 독성에 관한 자료가 아니라 역사의 검증을 통해 지금까지 이어져 내려오는 것만이 안전하다고 할 수 있다.

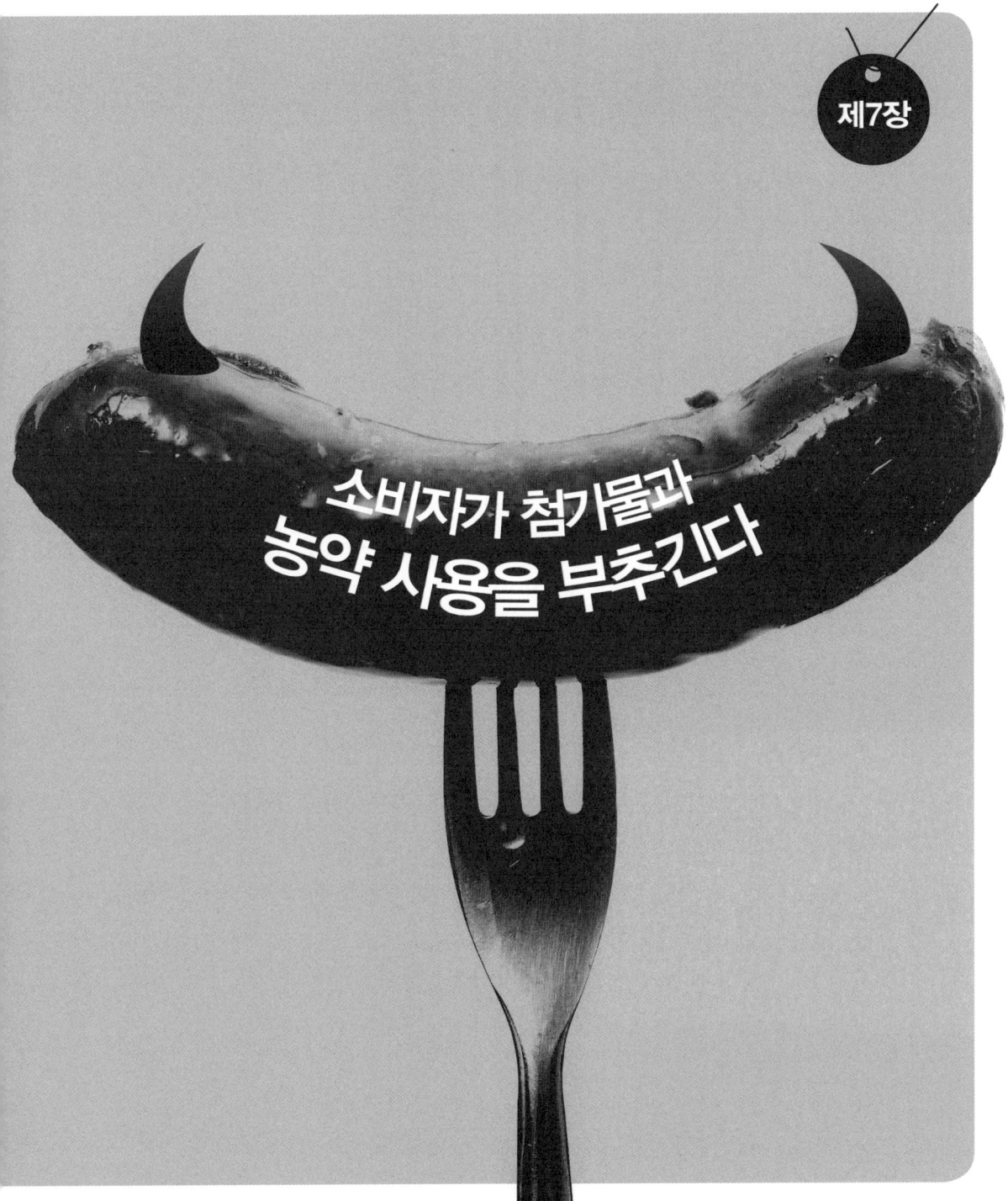

제7장

소비자가 첨가물과
농약 사용을 부추긴다

소비자의 모순된 행동

이렇게 첨가물이 사용되고 있는 이유는 무엇일까? 역시 무시할 수 없는 메리트가 있기 때문일 것이다. 이들 메리트에 대해서는 이미 앞에서 언급했지만, 다음의 5가지로 요약할 수 있다.

① 저가(증량, 대체, 수입품)
② 간단(국물도 요리도 직접 할 필요가 없음)
③ 편리(언제든지 구입할 수 있고 장기 보존이 가능하며 품이 들지 않음)
④ 정갈함(가정에서 만드는 것보다 색과 모양이 정갈함)
⑤ 맛(인공적인 깊은 맛)

"가능하면 식품첨가물은 먹고 싶지 않아요."
사람들 대부분이 이렇게 말은 하면서도 실제로 식품을 구입할 때에는 위의 5가지 우선순위를 따지게 된다.
국내에서도 쉽게 구할 수 있는 식재료이지만 수입해온다. 국내에서도 충분히 가공할 수 있는 식품을 외국산 원료를 사용해 외국 현지에서 가공해온다. 그리고 가공된 조리식품을 에너지를 사용해 먼 곳에서 운송해온다.
왜 이렇게까지 하는 것일까?

모든 것이 '가격' 때문이다. 소비자는 구입하는 식품이 누가, 어디에서, 어떤 생각으로, 어떤 재료를 사용해 만드는 것인지 관심조차 없는 것일까?

아니, 관심이 없는 것은 아니다. 하지만 이런 것들에 대한 우선순위는 한참 뒷전이고, 이들보다는 '저가, 간단함, 편리함, 겉모양, 맛' 등에 높은 우선순위를 둔다. 입으로는 이상을 이야기하면서도 실제 소비 행동에서는 현실적으로 변하는 것이다.

수입 냉동식품이나 편의점 도시락도, 진공팩으로 포장된 반찬도 '값싸고 편리'하기 때문에 사랑받는다. 하지만 집에서 만든다면 첨가물을 전혀 사용하지 않고도 만들 수 있다.

시판되는 녹차 500㎖ 한 병은 1,500원 정도다. 하지만 녹차를 집에서 우려 마신다면 가격은 10분의 1 이하로 내려간다. 찻잎 3g만 있으면 충분하다. 차를 우리는 것이 귀찮다면 분말을 페트병에 넣고 찬물을 부어 흔들어 마시면 된다.

자극적인 맛의 드레싱이나 국물 맛 등의 각종 조미료가 날개 돋친 듯 팔린다. 이는 '간단함'과 '편리함'을 우선시하기 때문이다.

한편으로는 낮은 가격을 요구하면서도 다른 한편으로는 비싸도 구입한다. 이 모순된 행동은 직접 음식을 하는 것이 귀찮다는 이유에서 비롯된다. 가능하면 시간과 노력을 들이지 않으려는 마음이 소비 생활로 이어지는 것이다. 이러한 주부의 수고로움을 노리는 사람들이 식자재나 가공식품을 수입하는 수입업자, 그리고 첨가물을 대량으로 사용하는 식품회사다.

'값싸고 간단하며, 편리하기까지 하면서 맛있고, 첨가물도 전혀 들어 있지 않은 식품'은 현실에서는 전혀 있을 수 없는 일이다.

깨끗한 채소가 아니면 절대 팔리지 않아

식품첨가물의 이야기에서 조금 벗어난 이야기이지만, 소매업계에서도 비슷한 일들이 일어나고 있다. 먹을거리에 대한 가치관을 바꿨으면 하는 바람에서 실제로 일어난 사건을 간략하게 소개하고자 한다.

약 20여 년 전의 일이었다. 어느 마트의 사장에게 이러한 제안을 했다.

"사장님, 당근의 색깔이나 모양에 대한 선별을 좀 완화하면 가격도 낮아지지 않을까요? 한 봉지의 무게도 재지 말고, 크기나 모양도 제각각인 것을 대강 비슷하게 담아서 판매하면 좋지 않을까요? 예전에 시장에서 팔던 한 바구니에 얼마 이런 식으로요."

당근은 어차피 껍질을 벗겨 적당한 크기로 썰어 사용하기 때문에 크기가 달라도 요리를 하는 데는 전혀 지장이 없다. 게다가 이렇게 하면 가격도 저렴해지니 소비자의 입장에서는 일거양득이라고 생각했다.

"그렇게 하면 20~30% 정도는 가격이 내려가겠네요. 그러면 여기 가게의 귀퉁이를 빌려드릴 테니까 아베 씨가 직접 한번 해보시겠어요?"

그러면서 그 사장은 의미심장한 웃음을 지어 보였고, 나는 기쁜 마음으로 비닐봉지에 당근을 담기 시작했다.

봉지에 담은 당근 가운데에는 약간 굽은 것이나 갈라진 것도 있었지만 대강 크기는 대, 중, 소로 구분했다. 한 봉지의 무게를 비슷하게 맞추기 위해 '대·대'는 2개, '대·중·소'는 3개, '중·중·중'도 3개, '소·소·소·소'는 4개를 넣었다. 저울을 이용하지 않고 눈으로 대략 가늠한 것이다.

중량이나 크기에 상관없이 포장도 간단하게 해서 선별과 포장에 소요되는 노동비도 감소해, 결과적으로 30% 정도 가격을 낮출 수 있었다. 낮은 가격에 소비자도 좋아할 것이고, 모양이 좋지 않은 당근도 버리지 않고 팔 수 있으니 얼마나 좋은가. 장사에는 경험이 전혀 없었지만 자신감만큼은 하늘을 찔렀다.

그러나 결과는 비참하기 그지없었다. 손님들은 당근을 손으로 들어 모양을 보고는 다시 내려놓고, 쌓여 있는 당근들을 들춰가며 맘에 드는 것을 고르곤 했다. 맘에 들지 않으면 당근을 신경질적으로 진열대에 던지는 사람들도 있었다.

그나마 소비자에게 선택받은 당근은 '대·대' 아니면 '중·중·중' 정도였다. 다른 것들은 전혀 팔리지 않아 매대만 난장판이 되었을 뿐이었다.

마트 사장은 처음부터 이러한 결과가 나오리라는 것을 알고 있었다.

"아베 씨가 생각하는 것이 맞지만, 그건 이상에 가까운 일이에요. 이것이 요즘 소비자들의 수준이지요. 본래는 채소를 파는 데 상자나 봉지가 필요가 없죠. 상자는 결국 쓰레기가 된다는 것도 알고 있고, 봉지에 담지 않고 필요한 만큼만 구입하면 좋겠죠. 하지만 그렇게 하면 매장은 난장판이 되고, 한 번 매장이 엉망이 되면 점점 더 상황은 악화됩니다. 물건을 사지 않는 손님도 생기게 되죠. 매장의 조명은 가능한 한 많이 달아 채소들이 신선하게 보이도록 밝게 비춰야 합니다."

구부러진 오이를 집어 던지는 소비자

어느 슈퍼마켓에서 들은 이야기를 하나 더 소개하고자 한다.

이 슈퍼마켓은 로컬푸드의 개념을 도입해 가능한 한 지역산 농산물을 많이 취급하려고 하는 곳이었다. 나도 로컬푸드에 관심이 있었던 터라 그 슈퍼마켓을 도와주게 되었다.

처음에 판매한 것은 지역에서 생산된 오이와 가지였다. 대강의 크기는 어느 정도 맞출 수 있었지만, 크게 선별은 하지 않아 구부러진 것도 있고 모양이 찌그러진 것도 있었다.

오이와 가지를 큰 상자에 수북하게 담아 진열대에 올려놓고, 벌크판매(물건이 흩어진 채로 쌓여 있어서 소비자가 직접 골라 봉지에 담는다-편집자 주)와 비슷하게 판매했다. 물론 신선도는 아주 높은 것들이다. 그 옆에 비닐봉지와 장갑도 마련해두었다.

그런데 한 손님이 쌓여 있는 오이를 들었다 놨다, 들었다 놨다 계속 반복하고 있었다. 이상한 생각이 들어 그 손님에게 물어봤다.

"손님, 어떤 오이가 좋은 오이라고 생각하세요? 어떻게 그걸 구분하죠?"

"아, 잘은 모르지만 모양이 좋지 않은 것을 사면 괜히 손해보는 느낌이 들어서…."

소비자가 첨가물과 농약 사용을 부추긴다

하루가 끝나고 그 결과는 예상한 대로였다. 역시나 구부러진 것이나 모양이 좋지 않은 것은 전혀 팔리지 않았다. 소비자들은 가격이 저렴하거나 신선도가 높은 것보다도 외관이 좋은 것을 선택한다. 구부러진 오이나 모양이 좋지 않은 농산물을 구입하면 왠지 '손해를 보는' 느낌이 드는 것일까?

소비자의 의식이 바뀌지 않으면 이런 일은 계속 반복될 수밖에 없다.

물론 둥글게 쪼그라진 오이와 길쭉하게 잘 빠진 오이가 있다면 누구나 바르고 길쭉한 오이를 선택할 것이다. 그러나 그 이면에 얼마나 많은 농약과 화학비료가 사용되는지, 색깔과 모양만으로 선별하는 바람에 얼마나 많은 식용 가능한 농산물들이 버려지는지 알아야 할 것이다.

농산물이 벌레 먹지 않고 깨끗한 것은 농약을 사용했기 때문이며, 모양이 바르고 색깔이 예쁜 것은 선별했기 때문이다. 한 봉지씩 포장해 중량을 표시한 것은 하나하나 계량했기 때문에 가능한 것이다.

최근 이러한 농산물의 규격과 기준은 농산물 유통 과정에서 더욱더 엄격해지고 있다.

일본인의 과도한 미의식

일본인은 모양뿐만 아니라 중량에도 신경을 쓴다. 컴퓨터의 화상처리기능을 활용해 껍질을 깐 밤의 무게를 잰다거나, 컨베이어 벨트 모양의 벨트식 중량계를 이용해 자동으로 무게를 재고, 이를 선별한다.

연어의 경우도 컴퓨터 화상처리기로 절단한 토막의 크기를 맞춘다. 중량이 조금이라도 차이가 나거나 포장된 살코기의 모양이 다르면 업자로부터 곧바로 배상청구가 온다. 껍질을 깐 새우도 한 팩에 1g의 차이도 나지 않도록 엄격하게 요구하고 있다.

양파를 계량하는 방법은 더욱 특이하다. 기계에 접시 모양의 용기가 약 20개 정도 일렬로 붙어 있어, 양파가 굴러가서 용기에 올라가면 무게가 측정된다.

3개에 600g으로 설정해놓으면, 컴퓨터가 자동으로 계측해서 용기 위에 있는 양파 3개가 아래로 떨어진다. 이렇게 자동으로 600g이 맞춰진다. 이것을 양파망에 담아서 포장만 하면 끝이다.

이러한 선별 과정에서 얼마나 많은 비용이 들어가고 있는지 일반 소비자들은 잘 모른다. 선별기만 2억 원이 넘고, 그 외의 설비까지 합치면 훨씬 더 많은 비용이 든다. 이런 것들이 복합적으로 작용하여 채소 가격이 계속 높아지는 것이다.

그리고 선별에서 제외된 농산물들은 규격외품으로 분류되어 터무니없이 싼 가격으로 팔린다. 이렇게 되면 생산자에게도 소비자에게도 이득이 되지 않는다.

규격외품 채소를 '이유 있는 채소'라고 이름 붙여 판매하는 가게가 있었다. 그것을 보고 무척이나 화가 났던 기억이 있다.

통조림을 운반하다가 깡통이 크게 찌그러졌다거나 과자가 유통과정 중에 깨져버렸다거나 하는 것은 '이유 있는' 것이라고 해도 좋다. 하지만 채소에 '이유 있는'을 붙여 판매하는 것은 절대로 있을 수 없는 일이다. 왜냐하면 채소는 자연이 키우는 것이기 때문이다.

채소에 공장에서 만드는 공산품의 규격을 적용시키려 하는 것은 문제가 있다. 채소의 모양과 크기와 색깔을 품질 기준으로 정하는 것은 농업의 원리를 전혀 모르고 하는 일이다. 요즘 비싸게 팔리는 브랜드 농산물의 엄격한 규격·기준 때문에 규격외품 농산물이 증가하고 있는 것도 사실이다.

그렇다면 소비자가 채소를 구입할 때 가장 우선순위로 두는 것은 도대체 무엇일까?

벌레가 들어간 학교급식

어느 초등학교에서 학생들의 급식에 가능한 한 지역산 농산물을 이용해보자는 활동이 시작되었다. 지역의 농민들이 열심히 노력한 덕분으로 일반 농업보다 농약을 5분의 1로 줄인 저농약 농산물과, 아예 농약을 사용하지 않은 유기농산물을 학교급식에 사용할 수 있게 되었다.

농민들이 학교에 직접 납품하기 때문에 상처가 났거나 썩은 것을 제외하고는 전부 학교로 가지고 왔다. 영양사가 직접 껍질을 까고 다듬어야 하는 부담은 있었지만, 시중보다 훨씬 저렴한 가격에 친환경농산물을 납품받을 수 있었다.

그런데 어느 날 사건이 일어나고 말았다. 한 아이의 식판에 있던 채소에서 아주 작은 진딧물 한 마리가 나온 것이다.

그때 그 반의 담임선생님은 아이들에게 "이 채소가 맛있고 안전하기 때문에 벌레도 먹는 것이란다"라고 설명하고, 자신의 채소를 그 아이의 채소와 바꾸어 진딧물을 떼어내고 먹었다고 한다. 그리고 그런 선생님의 행동에 아이들은 박수를 보냈다고 한다.

하지만 그것이 문제의 발단이 되었다. 한 아이의 학부형이 학교에 찾아와 "어떻게 아이들에게 벌레가 들어 있는 급식을 먹일 수가 있단 말이에요!", "도대체 위생관리를 어떻게 하는 거예요?"라며 소동을 부리기 시작했고, 이에 교장 선생님이 나서서 사과했다고 한다.

나는 이 이야기를 그 초등학교에 근무하고 있는 선생님에게 우연히 듣게 되었는데, 그 선생님에게 이렇게 이야기했다.

"그것은 당연히 사과해야 했던 일이네요."

그 선생님은 아주 의아한 표정을 지었다.

"'농약을 좀 더 많이 사용했어야 벌레가 생기지 않았을 텐데, 정말 죄송합니다'라고 사과를 했어야지요."

웃자고 하는 이야기가 아니다. 그 지역의 농민들은 어린아이들을 생각해서 본인들은 다소 힘이 들지만 농약을 가능한 한 사용하지 않고 채소를 재배한 것이다.

농약을 치면 진딧물은 생기지 않는다. 그 학부형의 우선순위는 어디에 있는 것일까?

일본에서는 왜 유기농산물이 확산되지 않을까

"유기농산물을 먹고 싶지만 가격도 비싸고 종류도 너무 없어요. 그리고 집 근처에는 유기농산물을 판매하는 곳이 별로 없어, 어디에서 구입해야 좋을지 모르겠어요."

이런 이야기를 하는 소비자가 많이 있다.

왜 유기농산물은 일반 농산물보다 가격이 비싼 것일까? '선별, 계량, 주문'이라는 3가지 원칙이 유기농산물을 소비자와 멀어지게 만들기 때문이다. 선별은 이미 이야기한 바와 같다. 계량은 1봉지당 무게가 같도록 포장하는 것이고, 주문은 품목과 수량을 지정해서 구입하는 것이다.

예를 들어 농약을 사용하지 않고 맛있는 농산물을 생산하려고, 그리고 환경에도 친화적이고 아이들이 안심하고 먹을 수 있는 채소를 기르기 위해서 젊은 농부가 유기농업을 시작한다고 해보자. 어렵게 생산한 농산물이 모양이 좋지 않다는 이유로 출하할 수조차 없게 되거나, 소비자의 외면을 받는다면 그것은 너무도 안타까운 일일 것이다.

그러나 이것은 실제 일어나고 있는 일이다. 벌레가 붙어 있다고 반품하고, 크기가 제각각이라고 아예 납품을 받지 않는다. 이런 일이 계속되면 어떠한 농부든 의욕을 잃어버리게 된다. 이런 이유로 유기농업을 그만둔 농부들을 몇 명이나 보았다.

유기농산물을 일반 농산물(농약이나 화학비료를 사용한 농산물) 기준에 적용시키다 보니 문제가 생기는 것이다. 값싸고 깨끗한 농산물을 대량생산하기 위해 농약과 화학비료가 필요한데, 농약과 화학비료를 사용하지 않고 일반 농산물과 같은 깨끗한 농산물을 생산할 수 있으리라 생각한다면 큰 착각이다. 자연의 힘으로 제멋대로 자라고, 때로는 벌레가 먹기도 한 그런 농산물이 진짜 농산물의 모습일지도 모른다.

값싸게 팔리는 유기농산물 – 우선순위를 재검토하자

그러면 어떻게 해야 소비자의 식탁에 더 많은 유기농산물이 올라갈 수 있을까? 그것은 앞에서 제시한 일반적인 농산물의 3가지 원칙인 '선별, 계량, 주문'의 정 반대인 '무선별, 무계량, 무주문'의 3원칙을 실천하면 가능해질 것이다.

① 무선별 - 먹을 수 있는 농산물은 모두 출하하고 색깔, 모양, 크기를 품질 기준으로 삼지 않는다.
② 무계량 - 무게를 달아 포장을 하지 않는다. 벌크판매 등의 형태.
③ 무주문 - 소비자는 농산물의 품목과 수량을 주문하지 않는다.

슈퍼마켓에서는 주문한 만큼의 농산물을 매장에 진열해서 소비자에게 판매한다. 슈퍼마켓이 하는 일은 이것이 전부이다. 요즘 슈퍼마켓이나 대형마트의 경우는 농산물의 1일 판매량을 어느 정도 추산해 생산자 또는 벤더라고 불리는 중간수집상에게 주문한다. 그러나 이러한 시스템이 유기농산물의 유통을 가로막는다.

만약 소비자들이 '무선별, 무계량, 무주문'을 실천한다면 유기농산물도 일반 농산물과 가격이 비슷하거나 낮아질 수 있다.

확실히 유기농산물은 일반 농산물보다 겉모습이 좋지는 않다. 크기도 제각각이고, 모양도 굵기가 2단으로 자란 당근이나 찌그러진 감자도 있다. 그래서 껍질을 벗기기도 어려워 소비자가 선택하지 못하는 경우도 있다.

그러나 유기농 채소는 무엇보다 향이 진하고 맛이 좋다. 한번 그 맛을 알게 되면 일반 채소는 다시는 먹지 못할 것이다. 다소 크기나 모양이 다르다고 할지라도 아무런 문제가 되지 않는다. 껍질을 벗겨 잘라 놓으면 차이가 없고, 조리하는 데도 전혀 문제가 되지 않기 때문이다.

소비자는 아이들에게 건강하고 맛있는 농산물을 먹이고 싶어서 농약을 사용한 농산물은 구입하지 않는다. 만약 다소 모양이 좋지 않아도, 또는 약간 불편하더라도 감수한다면 생산자가 농약을 뒤집어쓰는 일도 없어질 것이다. 그리고 아이들이 앞으로 살아갈 깨끗한 환경을 남겨주고 싶은 마음을 가진 사람이 한 사람 한 사람 늘어갔으면 좋겠다.

정부에서도 국산 유기농산물을 학교나 공공급식에 이용할 수 있도록 조리사의 인건비나 조리기구의 설치 등의 지원을 확대해야 할 것이다. 또한 유기농산물의 소비 확대를 위한 보조금 지급 등 다양한 정책개발에 힘써야 한다.

농약 범벅인 수입 농산물에 대응해 농업의 경쟁력을 높일 수 있는 것은 국산 또는 그 지역의 유기농산물 소비를 확대하는 길밖에 없다.

㈜아비푸드의 도전

요코하마시에는 유기농산물과 전통식품의 산지직송, 첨가물을 사용하지 않은 식품만을 판매하고 있는 아비푸드라는 회사가 있다. 나는 이 회사의 새로운 도전을 높이 평가하고 있다.

이 회사에서는 '무선별, 무계량, 무주문'이라는 3대 원칙을 실천하고 있다. 채소의 품목은 이 회사에서 '알아서' 구성하고, 소비자는 선택할 수 없다. 품절이 생길 수도 있으며, 벌레 먹은 채소가 배달될 수도 있다. 또한 태풍과 같은 천재지변으로 배달이 늦어질 수도 있다. 이러한 내용을 소비자에게 처음부터 충분히 설명한다.

이 회사에서 취급하는 채소는 맛이 뛰어나고, 가격이 저렴하다. 채소 꾸러미에는 10종류의 채소가 들어가며, 가격은 3만 원 정도인데 유기채소로는 꽤 저렴한 편이다. 이러한 경영 방침은 맛있는 채소, 안전한 먹을거리를 제공한다는 것뿐만 아니라 농민의 생활을 지원한다는 창업 이념 때문이다.

생산자가 농약이나 화학비료에 의존하지 않고 힘들게 생산한 농산물이, 모양이 좋지 않다거나 벌레가 먹었다던가, 아니면 너무 크거나 작다는 이유로 버려진다는 사실에 마음 아파하던 창립자가 '안전하고 안심할 수 있는 농산물이라면, 크기나 모양에 상관없이 소비합시다'라는 의지로 이 회사를 설립했다. 최근에는 농산물뿐만 아니라 어패류도 같은 콘셉트로 판매하고 있다.

이 회사는 아직 궤도에 오르지는 않았지만 앞으로도 응원해주고 싶은 회사다. 앞으로 이러한 생각을 갖고 있는 유통업체들이 더 많이 나왔으면 좋겠다.

한편 '무선별, 무계량, 무주문'이라는 유기농산물의 3대 원칙을 비즈니스로 연결시켜 크게 성공한 회사가 있다. 쿠마모토현의 미후네마치에 있는 '유한회사 쿠마모토 유기농 모임'이다. 쿠마모토현을 중심으로 유기농산물 꾸러미의 직거래사업을 운영하고 있다.

나도 10여 년 전부터 이 회사의 유기농산물 꾸러미를 매주 한 번씩 정기적으로 받고 있다. 이게 정말 유기농산물이 맞나 싶을 정도로 벌레 먹은 농산물도 없고 신선하다. 상자에 들어 있는 각각의 채소에는 전표가 붙어 있지 않다. 종이 한 장에 농산물의 품명과 수량이 적혀 있는 정도이다. 몇 가지 농산물에 중량이 기재된 것도 있지만, 상자의 구성에 대해서는 전적으로 회사가 알아서 한다.

상자에 들어 있는 농산물은 모두 제철에만 맛볼 수 있는 제철채소다. 유기농산물의 품질, 상품 구색은 물론이고 집하·배송 기능까지, 유사한 회사들과 비교하면 전국에서도 최상위에 들어갈 정도다.

취급하는 농산물의 종류도 감귤류까지 포함한다면 100종류는 훨씬 넘을 것이다. 채소에 잔류하는 질산염이나 토양 분석도 정기적으로 실시하고 있다.

선별하지 않고, 무게를 달아 포장하지 않으며, 주문을 받지 않는 등의 노력을 통해 유통비용을 줄여 가격도 낮추었다. 실제로 도쿄 지역과 비교하면 가격이 절반 정도로 저렴하다.

유기농산물을 싸게 팔아 성공한 슈퍼마켓

아이치현 다하라시에 있는 '아츠미푸드'라는 슈퍼마켓 역시 유기농산물 유통에 있어서 매우 흥미로운 사례다.

이 슈퍼마켓에서는 유기농산물을 농산물보다도 저렴하게 판매한다. 유기농산물과 일반 농산물을 함께 판매하고 있는데 아직 유기농산물의 종류는 그리 많지 않다.

소비자는 어느 채소를 살까 스스로 결정한다. 회원제 유기농산물 꾸러미 유통의 경우는 소비자가 내용물을 선택할 수 없지만, 일반 판매(오픈마켓)의 경우는 어떤 것을 골라야 할지 고민한다.

아츠미푸드에서도 '무선별, 무계량, 무주문'이라는 3원칙을 실천하고 있다. 감자 한 봉지가 500g인 것도 있고, 600g인 것도 있다. 같은 봉지 안에 달걀만한 감자도 있고 주먹만한 크기의 감자도 있다. 그래도 한 봉지의 가격은 모두 동일하다.

이 이야기를 다른 슈퍼마켓의 젊은 담당자에게 소개한 적이 있다. 그랬더니 그 직원은 "에이, 그런 불공평한 일이 어디 있어요?" 하며 웃었다.

"전혀 문제가 없다네. 먼저 온 손님은 많이 들어 있는 감자를 살 것이고, 나중에 온 손님들은 더 많이 들어 있는 감자가 있었다는 사실 자체를 전혀 알 수가 없지 않은가?"

또 다른 슈퍼마켓의 사례를 소개하고자 한다.

아이치현 나고야시를 중심으로 영업하는 '슈라쿠젠'이라는 작은 슈퍼마켓이다. 이곳에서 판매하고 있는 채소는 모두 유기농 채소다. 이 슈퍼마켓에서도 3원칙에 따라 농산물을 판매하고 있다. 이곳의 유기농산물은 모두 효고현유기농업연구회 소속 회원농가에서 구입한다. 어느 정도 선별은 하지만, 구매계획이나 판매계획이 전혀 없다. 매장에서 판매하는 모든 식품은 첨가물을 사용하지 않은 것이다.

현재는 매장 수가 3개로 증가했지만, 처음 슈퍼마켓을 시작한 당시에는 매우 힘들었다고 한다. 그러나 점차 입소문이 나면서 손님들도 증가하고, 경영도 안정되었다고 한다. 이곳은 고급 슈퍼마켓은 아니지만 고품질 슈퍼마켓이라고 부르고 싶다.

한편 야마나시현 쥬오시의 '이찌야마 마트'는 가공식품과 각종 조미료에 '미미안심(美味安心)'이라는 브랜드를 붙여 판매하고 있다. 이찌야마 마트가 개발한 이 브랜드는 최근 전국 각지의 슈퍼마켓에도 조금씩 확산되고 있다. 미미안심은 '손님에게 설명할 수 없는 첨가물은 사용하지 않는다'라는 단순한 생각에서 시작이 되었다.

위의 사례들처럼 안심하고 먹을거리를 구입할 수 있는 가게가 좀 더 많아지기를 기대한다.

진정한 서비스란 무엇인가

진정한 서비스는 무엇인가? 정말로 좋은 음식은 어떤 것일까?

아마도 좋은 식품을 제대로 만드는 것, 그리고 상품의 정보를 올바르게 제공하는 것이야말로 진정한 서비스일 것이다. 또한 좋은 식품이라는 것은 안전한 식품, 안심하고 먹을 수 있으며 맛있는 식품이 아닐까 한다.

그러나 현대 소비자는 식품의 본질보다는 그것에 딸려 있는 부수적인 부분들에 더욱 신경을 쓰는 듯하다. 외관은 깔끔한지, 모양은 반듯한지, 매장의 디스플레이는 어떠한지, 혹은 택배의 경우는 주문한 대로 배송이 되었는지, 아니면 포인트는 얼마나 적립되는지 등 상품 자체의 본질과는 전혀 다른 차원의 것들에 민감한 것이다.

이러한 기준들은 어디까지나 부수적인 것이지만 소비자가 식품을 선택하는 기준이 되고 있다.

백화점 점원의 서비스도 마찬가지다. 본래 백화점 점원의 임무는 손님에게 상품의 장점과 단점을 정확하게 설명해주는 것이다. 하지만 요즘은 손님을 왕으로 모시겠다는 과잉 친절만이 몸에 배어 있을 뿐이다.

품질보다는 외형과 편리성, 작업 효율성만 추구하기 때문에 첨가물이나 농약을 대량으로 사용하고, 지구 반대편에 있는 나라에서 값싼 먹을거리를 수입하는 왜곡된 구조가 생겨나는 것이다.

정말로 맛있고 안전한 농산물과 식품은 국내에서도 충분히 생산할 수 있다. 소비자의 의식이 바뀌지 않는 한, 세상은 바뀔 수 없으며, 농약의 천국, 첨가물의 천국은 계속될 것이다. 천국이 아니라 지옥일지도 모르겠다.

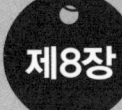

제8장

첨가물을 줄이는 생활

첨가물을 줄이는
3가지 방법

"이제 먹을 만한 게 없어!"

"내일부터 무엇을 먹어야 할지 모르겠어."

강연을 들은 많은 주부들이 하는 이야기다.

그러나 이렇게 말하는 사람들은 지금까지 식사를 다른 누군가에게 맡겨왔거나 아니면 가공식품에 의존해온 사람들이다.

제1장에서도 언급한 바와 같이, 생활 속에서 아무렇지도 않게 이용하고 있는 슈퍼마켓이나 반찬가게의 반찬에도 사실은 20~30가지의 식품첨가물이 들어 있다는 이야기를 하면 사람들 대부분은 깜짝 놀라는 반응이다.

"반찬에 그렇게 많은 첨가물이 들어가다니, 앞으로 뭘 먹어야 할까요?"

어느 참가자는 얼굴이 새파랗게 질려서 이렇게 이야기한다.

어떻게 하면 첨가물의 섭취를 줄일 수 있을까? 이제 생활 속에서 첨가물을 줄일 수 있는 3가지 방법을 소개하고자 한다.

❶ 필요한 것만 구입한다

여러분 집의 냉장고를 열어보면 문 안쪽에 샐러드 드레싱, 불고기 양념, 소

첨가물을 줄이는 생활

면 또는 메밀국수용 쯔유(국시장국), 그리고 각종 소스들이 줄을 서 있지는 않은지 생각해보자. 이 양념들은 요리할 때 매우 간단하고 편리하게 사용할 수 있다.

하지만 편리함이 주는 이면에는 식품첨가물이 많이 포함되어 있다. 또한 가격도 그렇게 저렴하지 않다. 'ㅇㅇ찌개 양념'은 한 봉지에 3천 원이나 한다. 이것을 집에서 만든다고 한다면 500원 정도면 충분한데 말이다.

소비자 대부분은 "집에서 만드는 것은 너무 귀찮아요"라고 말하지만, 한 끼 식사에 먹을 만큼만 조금씩 만들면 고작 몇 분밖에 걸리지 않는다. 만드는 방법을 모르기 때문에 괜히 어렵게 생각하는 것이다.

좀 더 적극적으로 나아가 양념을 직접 만든다면, 가족의 입맛도 건강하게 하고, 식품첨가물이 발도 못 붙이도록 우리 집 주방을 지킬 수 있다.

대형유통업체의 프라이비트 브랜드PB상품은 식품 대기업의 내셔널 브랜드NB와 경쟁하기 위해 내용물에 첨가물을 사용해 단가를 낮추는 경우가 많다. 그래서 PB상품은 일반 상품보다 가격이 저렴하다.

PB상품은 가격이 저렴해 소비자의 구매욕을 자극한다. 하지만 이면을 보면 그 구조와 메커니즘을 알 수 있을 것이다. 즐비하게 진열된 '부엌에는 없는' 첨가물이 이를 증명하고 있다.

또한 냉동식품의 '반값 할인'은 손님을 끌어모으기 위한 연출일 뿐이다. 공정거래위원회가 시정을 요구한 바도 있어 언제부터인가 정가의 절반 가격이라는 표현이 '통상가격' 또는 '희망가격의 반액'이라는 애매한 표현으로 바뀌었다.

물론 식품제조업체와 유통업체는 반값이라고는 해도 절대로 손해보는 일은 없다. 단지 소비자를 '반값'이라는 표현으로 현혹하고 있을 뿐이다.

제대로 만든 상품이라면 그에 상응한 가치를 받아야 한다고 생각한다. 아마 일반 소비자들도 원칙적으로는 이 말에 동의할 것이다.

첨가물을 사용해 제조한 식품은 저렴하게 구입할 수 있는데, 첨가물을 사용하지 않고 전통적인 방법으로 만든 식품을 비싸게 구입하면 식비 지출이 증가하여 결국 '낭비'라고 말하는 주부도 있다. 그렇게 생각한다면 첨가물로 제조된 식품을 사는 것은 어쩔 수 없는 일일지도 모른다.

그러나 어느 날 갑자기 자신이 즐겨 먹는 음식에 포함된 첨가물이 암을 유발한다는 발표가 난다면, 그것을 알게 되었을 때 어떤 생각이 들까? 아니면 첨가물의 간접적인 영향으로 염분, 당분, 지방의 섭취가 많아져 건강을 잃게 되었다면, 그래도 '낭비'라고 말할 수 있을까?

일본의 하카타 도시락에는 '가격에 걸맞은 가치'라는 의미의 지역 사투리가 사용되고 있다. '비싼 값 한다'라는 말과 같은 의미일 것이다. 값이 싼 것은 질 역시도 그만큼 낮을 수밖에 없다. '값싼 물건을 사는 것은 돈을 잃는 것과 같다'라는 말도 있다.

지금 이 시점에서 우리 소비자가 식품기업이나 유통업체에 '가격에 걸맞은 가치'를 요구해야 하는 것은 아닐까?

가공 단계가 많을수록 많은 양의 첨가물이 사용된다

최근 무, 비트, 당근 등 뿌리채소의 효능을 재평가하자는 움직임이 있다.

비타민, 미네랄, 식이섬유가 풍부해 건강에 좋다는 이유에서다.

여러 가지 뿌리채소를 한 번에 섭취할 수 있는 대표적인 음식은 '오목조림'이다. 주요 재료는 당근, 토란, 연근, 우엉 등이다.

메주를 쑤어 만든 재래간장과 직접 우려낸 국물, 설탕, 쌀로 빚은 맛술 등을 이용해 가정에서 직접 요리한다면 첨가물은 전혀 사용하지 않아도 된다. 물론 그 대신에 껍질을 벗겨 알맞은 크기로 자르고, 양념을 준비해야 하는 등의 수고로움과 조리 시간은 필요하다.

좀 더 조리를 간단하게 하고 싶다면 오목조림 재료를 한데 모아 포장해서 파는 것을 구입하면 좋다. 이것은 당근, 우엉, 토란, 연근 등의 오목조림 재료들을 요리에 바로 쓸 수 있도록 손질해 진공 또는 물과 함께 비닐봉지에 포장한 것이다. 이른바 '전처리 식품' 또는 '전처리 채소'라고 한다.

냉장보관 하면 일정 기간 이용할 수 있으며, 양념을 넣고 조리기만 하면 완성되어 편리하다. 각각의 재료를 손질할 필요도 없어 음식물쓰레기의 배출도 거의 없다.

그러나 채소의 껍질을 벗겨 잘라두면, 잘린 부위가 부패하거나 변색하는데 이러한 전처리 채소의 부패와 변색을 방지하고, 유통기한을 늘리기 위해서는 10에서 20가지의 첨가물이 사용된다.

더욱 편리하고 손쉽게 사용할 수 있도록 플라스틱 트레이나 진공팩에 들어 있는 재료도 있다. 이것들은 껍질을 벗겨 자르고, 양념을 하는 등 모든 조리과정을 가공업체 공장에서 마친 것이다. 조리되어 나오는 만큼 첨가물의 양도 증가해, 총 30에서 50종류의 첨가물이 들어간다.

당연한 일이지만 가공식품은 가공 과정이 많으면 많을수록 사용되는 첨가물도 많아진다.

외식산업은 수고로움을 상품으로 바꾼 산업

앞에서도 언급한 바 있지만, 가공식품이나 외식산업이라는 것은 주부의 '수고로움을 상품으로 바꾼 산업'이라고 할 수 있다. 아마 많은 주부들이 이 말에 공감할 것이다.

외식산업에서는 최종 가격의 25~30%가 재료비다. 하지만 편의점과 슈퍼마켓 등에서 판매하는 가공식품이나 조미료 등은 재료비가 20%를 넘으면 경제성이 없다고 한다.

예를 들어 공장도가격이라는 것이 있는데, 가공식품 공장도가격은 소매가격의 절반 수준인 것이 대부분이다. 즉 소매가격이 1천 원이라면 공장에서 출고되는 가격은 500원 정도다.

또한 출고 가격 500원의 구성에 대해서 살펴보면 다음과 같다. 우선 원재료 이외에 식품업체에서 생산하는 가공식품의 생산비용 중 가장 많은 부분을 차지하는 것은 인건비이다. 그다음으로는 전기, 가스와 건물, 기계시설의 감가상각비 순이다. 결국 이들을 전부 환산해보면 가공식품의 원재료에 해당하는 비용은 소매가격의 20%에도 못 미치는 200원 미만이 된다.

즉, 가공식품의 원재료 자체의 가격은 20% 정도이고, 나머지 80%는 '사람이 지불하는 금액'이 된다.

외식을 하지 않고 오로지 집에서만 요리해서 식사를 한다면 음식점에서 먹는 가격의 30% 정도밖에 들지 않는다. 4인 가족이 패밀리 레스토랑에서 식사를 한다면, 제일 저렴한 음식을 주문한다 해도 1인당 7천 원에서 1만 원 정도는 소요될 것이다. 이와 동일한 음식을 집에서 요리한다고 하면, 재료비는 2천 원 정도면 충분하다. 그리고 패밀리 레스토랑에서와 같이 대량의 첨가물을 섭취하는 일도 없을 것이다.

한 달 식비 가운데 50만 원을 가공식품 구입이나 외식비로 사용했다고 가정해보자. 하지만 모든 음식을 집에서 직접 조리한다고 한다면, 식재료비는 10만 원 정도면 충분하다.

1kg 한 봉지에 4천 원 하는 쌀을 구입해 직접 밥을 짓는다면 공깃밥 1개에 300원, 주먹밥은 200원이다. 소비자가 그렇게 원하는 싸고, 안심할 수 있으며, 안전성까지 담보된 음식은 국산 농산물을 이용해 집에서 직접 조리하면 자연적으로 얻을 수 있다.

간단한 조리법을 서로 교환하고 있다는 어느 어린이집 학부모가 한 이야기이다.

"자기가 만들 수 있는 음식을 구입한다면 돈이 아무리 많아도 부족하지 않겠어요?"

여기에서도 다시 한 번 가족의 우선순위를 생각했으면 좋겠다.

❷ 자극적이지 않게, 재료의 맛을 살린다

강의를 듣던 한 어머니가 국물용 조미료의 사용을 끊었다고 했다. 갑자기 조미료를 사용하지 않아서인지 남편이 음식이 맛이 없다며 화를 내는 바람에 조미료의 양을 3분의 1, 2분의 1로 단계적으로 줄이고, 그 대신에 가쓰오부시를 사용했더니 가족들이 전혀 눈치채지 못했다고 한다.

한 반년쯤 후에 이 어머니의 여동생이 집에 와서 아이들을 위해 요리를 했단다. 그런데 이모가 만들어준 된장국을 맛본 아이들이 "맛이 이상해!"라고 말했다.

이모는 부엌에 남아 있던 다시국물맛 조미료를 사용해 요리한 것인데, 반년 만에 아이들의 입맛이 바뀐 것이다.

"패스트푸드는 몸에 좋지 않아!"

"과자를 그렇게 많이 먹는 것은 안 좋아!"

어머니들은 아이들에게 이렇게 말한다. 하지만 아무리 아이들에게 이런 이야기를 해도 소용없다. 인스턴트식품이나 조미료의 인공적인 맛에 길들여진 아이들은 절대로 담백한 자연의 맛을 맛있다고 생각하지 않기 때문이다. 하지만 반대로 자극적이지 않은 순한 맛에 길들여진 아이들은 패스트푸드나 스낵류를 전혀 찾지 않는다.

❸ 가족이 함께 음식을 만든다

요리는 직접 만들어야 한다고 말은 하지만, 시간도 많이 필요하고 현실적으로 쉽지 않은 일이다. 더구나 그 부담을 주부에게만 주는 것은 좋지 않다.

요즘은 사회생활을 하는 주부도 많기 때문에, 여성이 요리해야 한다는 이야기는 구세대의 낡은 이야기이다. 아빠도 가사에 적극적으로 동참하지 않으면 집에서 요리를 해먹는 것은 현실적으로 불가능한 일이다.

요리를 할 수 없다면, 화장실이나 욕실 청소라도 아빠가 담당해야 한다. 일본 농림수산성 조사에서도 아빠가 육아에 적극적으로 참여하는 가정일수록 자녀들의 성격이 안정적이고 비행청소년이 나올 확률도 적다고 한다.

집에서 요리한다는 것은 확실히 번거로운 일이다. 그래서 한번 하지 않게 되면 점점 더 게을러져 외식하는 횟수가 늘어난다.

매일 집에서 요리하는 사람은 요리하는 것이 당연한 일이라서 특별히 번거롭다는 생각을 하지 않을지도 모르지만, 그렇지 않은 사람들은 요리 자체가 부담스러운 노동이 될 수 있다. 한 번 가공된 반찬이나 레토르트식품에 익숙해지면, "뭐하러 힘들게 직접 요리를 해"라는 생각이 들 것이다.

그래서 더욱더 가족의 도움이 필요한 것이다. "첨가물을 먹으면 절대 안 돼"라는 강한 사명감은 없어도 된다. 가족이 모여 가사를 분담하고, 같이 요리하는 즐거움에 빠진다면 첨가물은 자연히 멀어진다. 가끔은 아빠도 엄마에게 요리를 배우면서 요리의 즐거움을 느끼면 좋을 것이다.

편의점도 패스트푸드도 없었던 시절, 바쁘게 생활하는 자취생들은 전기밥

솥으로 밥만 지어놓으면 어떻게든 먹고살 수는 있었다. 만약 그 당시에 편의점이 있었다면 편리함에 잠시나마 마음을 빼앗겼을지도 모르겠지만, 너무 비싼 가격 때문에 그러한 생활을 지속할 수 없었을 것이다.

　우선 작게나마 내가 할 수 있는 일을 찾는 것이 중요하다. 그리고 가능한 것부터 실천에 옮겨보는 것은 어떨까?

식생활 원칙 하나, 비부미(非不未)

"아베 씨는 도대체 어떤 음식을 드시나요?"
"첨가물은 전혀 드시지 않나요?"
실제로 자주 듣는 질문이다. 나는 식생활을 너무 어렵게 생각하지 말고 우선은 '비부미 원칙'을 기본으로 생활하라고 말해주고 싶다.

　비非 - 비전통적인 것은 먹지 않는다.
　부不 - 부자연스러운 먹을거리는 먹지 않는다.
　미未 - 미경험의 먹을거리는 먹지 않는다.
　(정확하게 말하면 아주 안 먹는다기보다는 '별로 먹지 않는다' 내지는 '피한다' 정도로 이해해주길 바란다.)

이 원칙만 잘 지켜도 화학물질의 독성이나 새롭게 인가받은 첨가물에 대한 불안감 등에서 해방될 수 있다.

그러나 잘 알려지지 않은 새로운 식품이나 건강보조식품을 섭취한다고 해서 곧바로 인체에 부작용이 오거나 건강을 해치는 일은 없으니 크게 걱정하지 않아도 된다.

식생활 원칙 둘, 소식과 전통식

그리고 내가 식생활의 원칙으로 삼고 있는 또 하나는 가능한 한 적게 먹고, 먹는다면 전통적인 음식을 먹자는 것이다.

소식 - 다양한 종류를 소량 먹는다.
전통식 - 전통적인 가정요리를 먹는다.
거친 음식 - 거칠고 가공을 덜 한 소박한 시골 요리를 먹는다.
싱거운 음식 - 소재의 본래 맛을 살린 음식을 먹는다.

양념이 적게 들어가고, 자극이 없는 싱거운 음식을 먹으면 외식이나 패스트푸드는 맛이 강해 먹을 수가 없을 것이다.

그리고 식사 때 무조건 채소를 먹는다. 내가 집에서 식사하는 경우는 반찬의 절반 이상이 채소이다. 육류는 맛을 내기 위한 양념 정도로 사용하는 경우가 많다.

육류가 메인이 되는 경우, 예를 들어 불고기, 스테이크, 돈가스, 샤브샤브 등은 한 달에 한 번 먹는 정도이다. 단 고기를 먹을 때도 가능한 한 지방질이 적은 붉은 살코기 부분을 먹는다.

이런 식생활을 특별히 무리해서 실천하고 있는 것은 아니다. 일주일 단위 정도로 생각해서 자신에게 가장 적합한 자연스러운 식사를 하면 된다.

세계적으로 우수한 일본의 전통 식생활

어느 책에서 읽은 내용인데, UN과 미국 식품의약국FDA이 공동으로 미국인들에게 심각한 비만과 고혈압 등의 성인병(생활습관병)을 해결할 수 있는 식생활이 무엇인지 조사했다고 한다. 세계 80여 개국의 식생활을 조사한 결과, 가장 이상적인 식생활로 1955~1965년 사이의 일본 음식이 꼽혔다.

일본 전통식은 유네스코 세계문화유산으로 등재되었을 만큼 세계적으로 인정받는 훌륭한 식단이다.

그런데 일본 전통식의 어떠한 부분이 우수하다는 것일까?

개인적으로는 제철채소를 충분히 이용하는 점이라고 생각한다.

일본의 독자적인 요리 기법, 색채, 영양 밸런스 이외에도 전통적인 발효식품인 된장, 간장과 같은 조미료 역시 자랑할 만한 음식문화 가운데 하나다. 조상 대대로 자연과 함께 만들어 온 맛의 원천인 것이다. 곰팡이를 이용해서 만드는 가쓰오부시, 수년 이상을 숙성시킨 깊은 맛의 다시마 등도 일본인의 오랜 경험과 지혜가 만들어낸 식재료다.

경제적 효율성만을 추구하기 위해 유전자조작기술로 만든 화학조미료, 염산분해를 통한 단백질가수분해물, 그리고 특정 효모를 배양해 추출하는 효모 엑기스, 이들은 일본의 식문화를 부정하는 필요악의 조미료이다.

최근에는 유명한 팝가수 마돈나를 비롯해 영화배우인 톰 크루즈, 힐러리 클린턴 여사 등 미국의 유명인사도 일본 전통식을 즐겨 찾는다고 한다.

다만 서구의 식생활에 일본 전통식을 결합하는 것에는 어려움이 있는 듯하다. 강연이 있어 미국에 갔을 때 들은 이야기이다.

미국인도 뿌리채소가 몸에 좋다는 것을 알고 먹고 있다고 하여 어떻게 먹느냐고 물어봤더니, 연근이나 우엉, 당근을 모두 푹 삶아 페이스트 상태로 만들고, 여기에 바질과 오레가노 등의 허브로 향을 내어 토마토 소스와 섞어서 먹는다고 했다. 현미는 밥이 아니라 수프 정도로 묽게 끓여 바닐라 향을 첨가한다고 하니, 같은 식재료라도 조리하는 방법이 달라 놀라울 따름이다.

어떤 사람들은 나의 식생활을 보고 '국수주의자'라고 말하기도 한다. 일본 전통식의 우수함과 중요성을 강조하다 보니 자연스럽게 이런 이야기를 듣게 되는 것이라 생각한다. 이 말을 개인적으로는 칭찬이라고 생각하며 감사하게 받아들이고 있다. 그래서 한술 더 떠 이렇게 이야기하기도 한다.

"국산품을 사랑합시다!"

젓가락으로 음식을 집어 입에 넣고, 적당하게 씹는 시간을 만드는 '젓가락 문화' 역시 자랑할 만한 식문화 가운데 하나다. 또한 다양한 종류의 반찬들은 쌀밥이라는 담백한 맛과 함께 먹기 때문에 소재 본래의 맛을 살린 반찬이나 조림과 같은 진한 맛도 잘 어울린다.

　일본 정부는 2014년도부터 3년 동안, 일본 전통식이 성인병 예방에 도움이 된다는 것을 입증하기 위해 1만 명을 대상으로 조사를 실시하고 있다. 만약 실제로 성인병 예방에 효과가 있다는 결과가 자료로 나온다면, 전통적인 식생활이 건강에 좋다는 것을 알면서도 실천하지 못하고 있는 사람들을 설득시킬 수 있는 좋은 계기가 될 것이라고 기대한다(2012년 9월 22일자 요미우리신문 기사).

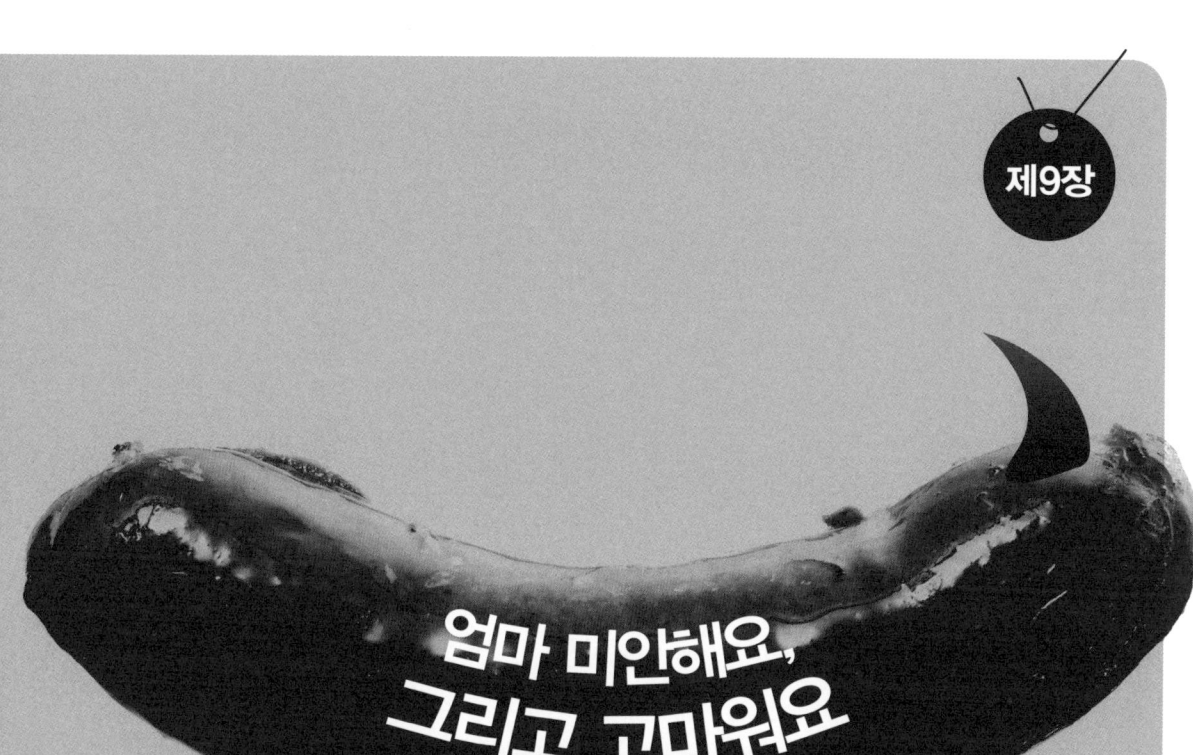

아빠가 만드는
양념

　이것은 별도로 소개하려고 생각했던 일인데, 아빠가 직접 양념을 만들어보았으면 좋겠다.
　엄마 혼자서 채소를 다듬고, 껍질을 벗겨서 자르고, 조리까지 하면서 양념도 준비해야 한다면 그 부담이 너무 크다. 이 시점이 아빠가 나서야 할 때다. 양념 이외에도 가쓰오부시, 톳조림, 깨소금, 국수장국, 샐러드 드레싱, 불고기 양념, 햄버거 소스, 이런 것을 아빠가 직접 만든다면 정말 멋진 일이 아닌가?
　"아빠가 만드신 드레싱 너무 맛있어요. 또 만들어주세요."
　아이들이 이렇게 이야기하면 아빠도 기쁠 것이다.
　친하게 지내는 가족들이 모여 바비큐를 할 때도 아빠들이 자신만의 방법으로 각각 양념 소스를 만들어본다면 좋을 것이다.
　아이들은 "우리 아빠가 만든 소스가 제일 맛있어!", "아냐 우리 아빠가 만든 소스가 더 맛있어!"라고 소리 내어 자랑할 것이다. 이러한 작은 감동을 아이들에게 선사해주는 것은 어떨까?

세 살배기 아이들의 집중력

후쿠오카시에는 전통적인 일본 식생활을 실천하고 있는 유치원과 어린이집이 있다.

그중 후타바 유치원은 '일찍 자고 일찍 일어나서 아침밥 먹기', '전통 일본식 식생활을 통한 식생활 교육 활동 추진'을 적극적으로 진행하고 있다. 이곳 원장선생의 의지로 일궈낸 결과다.

급식은 '곡물, 발효식품, 뿌리채소, 해초'를 기본으로 메뉴를 구성한다고 한다. 예를 들어 현미와 오분도미(쌀겨 층의 절반만 벗겨 쌀눈이 남아 있도록 도정한 쌀-편집자 주) 쌀밥과 된장국, 조림류, 나물, 절임, 낫토 등의 구성이다. 톳, 무말랭이, 두부조림, 연근튀김, 그리고 유치원에서 직접 만든 낫토, 쌀겨로 절인 단무지 등은 아이들에게 인기가 많은 메뉴다.

원장은 오랫동안 어린아이들과 가까이 지내면서, 예전과 비교하면 아이들에게 뭔가 이상한 변화가 일어나고 있음을 느꼈다. 얼굴에 표정이 사라지고 생기가 없는 아이들, 오랜 시간 앉아 있지를 못하고 집중력이 떨어지는 아이들이 증가하고 있는 것이었다. 게다가 아토피성 피부염이나 알레르기를 앓고 있는 아이들도 예전보다 훨씬 더 많아졌다.

원장은 문제가 있는 아이들을 잘 관찰한 결과 식생활에 문제가 있다는 것을 알게 되었다. 아침부터 주스나 청량음료를 마시고, 과자나 빵을 먹고 유치원에 오는 아이들이 많았고, 하루에 단 한 끼의 쌀밥도 먹지 않는 아이들도 있었다.

"이대로 가면 아이들이 망가진다"는 위기의식에 원장은 유치원의 식단을 완전히 바꾸어 전통적인 메뉴를 급식에 적용했다. 그리고 그 성과는 바로 나타나기 시작했다.

우선 감기나 다른 질병에 걸린 아이들이 눈에 띄게 감소하기 시작했다. 충치와 비만도 급격하게 감소했으며, 아토피도 상당 부분이 개선되었다. 후타바 유치원에서는 이러한 아이들의 변화를 계속해서 자료화하고 있다.

더욱더 놀라운 일은 괴성을 지르던 아이들이 안정감을 찾았고, 장시간 앉아서 선생님의 이야기를 들을 수 있는 어린이로 변했다는 것이다.

얼마 전에 이 유치원의 초대를 받아 아이들 앞에서 이야기할 일이 있었다. 3~4세의 아이들이었지만 30분 동안 누구 하나 꼼짝하지 않고 이야기를 들었다.

식생활과 식품첨가물 이야기로 전국의 학교를 돌며 강의를 할 기회가 많은데 이런 집중력 있는 아이들은 좀처럼 보기 힘들다. 특히 세 살배기 유치원생이라니, 요즘은 중학생들도 30분 강의를 힘들어하는 경우가 많은데 말이다.

예의 바르고 인사 잘하는 어린이

후타바 유치원과 같은 후쿠오카 시내에 있는 다카토리 어린이집의 사례 역시 흥미롭다. 이 어린이집은 1968년 개원한 이래, 오랫동안 현미와 채식 급식을 실천하고 있다.

급식에는 유기재배 또는 무농약 재배한 현미와 제철채소를 사용하고 있으며, 화학조미료는 전혀 사용하지 않는다. 전통적으로 자연이 주는 엄선된 천연조미료만 사용한다.

이 어린이집에서는 어린이들이 직접 요리에 참여하도록 하고 있다. 채소를 다듬거나 밀가루 반죽을 하는 등 간단한 작업에 아이들을 참여시켜 음식의 소중함을 일깨우는 것이다. 또한 어린이집 안에 논을 만들어 쌀농사를 체험할 수 있도록 하고, 급식에 사용하는 된장도 아이들이 직접 만든다. 매실장아찌와 단무지, 채소피클 등도 아이들이 만들고 있다.

이 어린이집에 몇 차례 방문한 적이 있는데, 원생들 가운데 가장 나이가 많은 5살짜리 아이가 안내해주었다. 한번은 어린이집 선생님들과의 회의를 마치고 나오면서 교실에 소지품을 두고 나온 적이 있는데, 안내해주었던 아이가 "선생님, 교실에 물건을 두고 오셨나요? 제가 가서 가져오겠습니다"라고 이야기했다. 5살짜리 아이가 어떻게 이런 예의 바른 행동을 할 수 있는지 놀라울 따름이었다.

물론 그 아이뿐만 아니라 다른 아이들도 마찬가지로 예의 바르고 얌전했다. 인사도 잘하고, 행동도 발랐다. 나이가 많은 아이들이 자신들보다 한두 살 어린아이들에게 손 씻는 방법을 가르치기도 했다.

그런데 더욱 놀라웠던 점은 이러한 일들이 특별한 교육을 통해서 만들어진 것이 아니라 아이들 사이에서 자연스럽게 생겨났다는 것이다.

이곳 원장은 "전통 일본식 식생활에는 무엇인가 불가사의한 힘이 있다고 믿고 있습니다. 과학적으로 설명할 수는 없지만, 많은 것들이 변화하고 있어요"라고 말한다.

나 또한 원장의 말에 전적으로 동감한다. 이 어린이집의 아이들에게 "톳조림하고 스파게티 중에 어떤 것이 좋아?"라고 물어보면 거의 모든 아이들이 "톳조림이요!"라고 대답한다.

식생활을 바꾸면 아이들의 신체적, 정신적인 변화뿐만 아니라 집중력이 높아지고 안정적으로 변한다는 이야기를 하면 "과학적으로 입증된 사실이냐?"거나 "인과관계가 불분명하다"라고 말하는 사람도 있을 것이다.

이러한 결과를 논리나 과학적으로 설명할 수는 없지만, 식생활을 바꾼 아이들이 긍정적으로 변화했다는 것만은 사실이다. 이 사실을 과학적으로 입증하는 것보다 빠른 시일 안에 더 많은 아이들의 식생활을 바꿔주는 것이 어른들의 역할이 아닌가 한다.

내가 먹는 음식이 나를 만든다

미국 로스앤젤레스에서 강연한 적이 있는데, 그때 참석자 한 분이 가르쳐 준 말이다.

'You are what you eat.'

'당신이 먹고 있는 음식이 당신을 만든다.' 즉, '식생활이 당신을 만든다'라는 의미다. 특히 중학생들에게 강의할 기회가 생기면 이 표현을 자주 사용한다.

"너희 몸은 무엇으로 만들어진다고 생각하니?"

"살과 뼈요."

"그럼 살과 뼈는 무엇으로 만들어지지?"

"칼슘이요."

"그럼 칼슘은 어디에서 오는 거지?"

"음…, 모르겠어요."

"칼슘은 우리가 먹는 음식에 들어 있는 한 가지 성분이지. 음식을 분해해서 한 번 더 만들어지는 것이 우리 몸이라는 거야. 자 그럼 분해할 수 없는 것이나 영양성분이 되지 않는 것, 몸에 해가 되는 것들은 어떻게 될까? 나는 생물학자는 아니지만, 이런 것은 여러분의 몸에는 전혀 불필요한 것이고, 몸에도 부담이지 않을까 싶어. 학생들이 지금 먹고 있는 음식이 자신들의 몸을 만들고 있는 거야. 그런데 여러분이 먹는 음식은 누가 선택하지? 바로 여러분 자신이 선택하지. 여러분이 선택하는 음식이 여러분의 지성과 성적, 마음과 건강에도 영향을 미치는 거야."

이런 이야기를 하면 강의를 듣는 학생들의 눈이 반짝인다.

결국 '지·덕·체'는 식생활이 만드는 것이다. 식생활이 바뀌어야 학생들의 반짝이는 눈빛만큼 밝은 미래가 올 것이라고 확신한다. 그래서 나는 지금 어린 학생들을 위한 식생활 교육에 힘을 쓰고 있는 것이다.

아이들이 직접 도시락을 만드는 '도시락의 날'

학교 급식시간, 아이들이 직접 가지고 온 도시락을 꺼낸다. 어떤 아이는 미소를 짓고, 또 어떤 아이는 좀 쑥스러워하기도 한다. 그러고는 도시락을 여는 순간, 모든 아이들의 눈이 반짝인다.

"하나짱, 오늘은 햄버거네? 좋겠다."

"너 그 주먹밥 너무 큰 거 아니야?"

친구들의 도시락을 보면서 한마디씩 하느라 교실은 왁자지껄하다.

카가와현의 한 초등학교에서 한 달에 한 번씩 실제로 벌어지는 일이다. 이 학교 교장의 제안으로 매달 한 번씩 '도시락의 날'을 운영하고 있다. 학생들이 스스로 메뉴를 정하고 재료를 구입하며, 조리와 설거지까지 모두 직접 하는 것이다.

교장은 이전 학교에서부터 이 '도시락의 날'을 시작했고 전국적으로 큰 호응을 얻으면서 전국의 초등학교로 확대되기도 했다. 지금은 전국의 약 150개 초등학교에서 '도시락의 날'을 운영하고 있다고 한다.

나도 이 가운데 10개교 정도를 방문한 적이 있는데, 도시락의 날이 되면 아이들이 정말 활기차고 즐거워하는 것이 눈에 보일 정도였다. 식사를 자기 스스로 만든다는 것이 어린이들에게 얼마나 좋은 체험인지 알 수 있을 것 같았다.

고사리손으로 감자 껍질을 벗기고 당근을 자르고, 국물을 내 재료를 먹음직스럽게 졸인다. 이 과정을 통해 아이들은 "엄마는 우리 가족을 위해서 이렇게 힘든 요리를 매일같이 하고 계시는구나"라며 다시 한 번 감사의 마음을 가진다.

가끔은 다른 사람들에게 도시락으로 감사를 표하는 '감사의 도시락 날'도 있는데, 한 6학년 여학생은 병원에 입원한 할머니와 직장 때문에 혼자서 타지에 계신 아빠를 위해, 도시락을 만들고 자신의 것까지 만들었다고 한다. 도시락을 만드는 딸을 보며 혹시 다치지 않을까 마음 졸이던 엄마, 생에 처음으로 다른 사람이 자신만을 위해 만들어준 도시락을 받아 본 할머니, 그리고 아빠는 신칸센을 타고 다시 직장이 있는 곳으로 가면서 딸이 만들어준 도시락으로 아침식사를 하며 밀려오는 감동을 주체할 수 없었다. 모두 소녀의 정성과 노력에 감격해 눈물을 흘리지 않을 수 없었다.

"도시락은 엄마가 만들 테니 너희는 공부만 하면 돼", "도시락의 날은 그만했으면 합니다. 아이들이 너무 가여워요" 등의 학부형 의견도 있지만, 이것이 분명히 아이들에게는 여러 가지 배움의 기회가 되었을 것이다.

엄마 미안해요, 그리고 고마워요

중학교나 고등학교에서 강의를 하고 난 후에 학생들에게 간단한 설문조사나 편지를 받는 일이 있다. 지금까지 약 2천 부 가까이 되는 것 같다.

그 가운데에 기억에 남는 한 가지 일을 소개하고자 한다.

어느 중학교의 여학생이 내 강의가 있던 날 아침에 엄마에게 투정을 부렸다고 한다.

"어제 도시락 국물이 또 넘쳐서 아이들에게 놀림을 받았어요. 앞으로는 도시락 안 싸갈 거예요."

"그러지 말고, 엄마가 아침 일찍부터 준비해서 싼 도시락인데 오늘만 좀 가져가."

둘은 서로 눈물을 흘리면서까지 언쟁했다고 한다. 그런데 마침 그날, 나는 증점다당류를 이용해 우엉 샐러드의 국물이 흐르지 않도록 하는 실험을 했다.

여학생은 강연을 듣고 "엄마가 만들어주신 것이기 때문에 오히려 국물이 흐르는 것이구나"라고 생각했을 것이다. 그래서 강연이 끝나고 이 여학생은 설문지에 이런 글을 남겼다.

"오늘 집에 돌아가면 엄마에게 어떻게 감사해야 할까? 엄마 오늘 아침에는 너무 죄송했어요."

다른 한 여학생의 경우는 매일 엄마가 싸준 도시락을 싸오는데, 반찬의 색깔이 화려하지 않고 볼품이 없어 다른 친구들의 시선을 의식하게 되었다고 한다. 그래서 도시락을 먹을 때 도시락 뚜껑으로 밥을 반 정도 가리고, 볼품 없는 색깔의 반찬부터 먹기 시작했다고 한다. 친구들의 도시락을 보면 정말 화려하게 느껴졌기 때문이었다.

그런데 이 학생이 내 강의 시간 때 단무지를 예쁘고 선명한 노란색으로 물들이는 실험을 해보고는 뭔가 깨달은 것이 있다고 했다.

냉동식품이나 착색료를 사용한 식품을 도시락에 넣지 않기 때문에, 엄마가 싸주는 도시락 반찬의 색깔이 화려하지 않은 것이었다고 말이다.

"다른 친구들이 모두 볼 수 있도록 내일부터는 뚜껑으로 가리지 않고 먹을 거예요."

그 학생은 이렇게 말하며 "엄마 지금까지 죄송했어요. 고마워요"라고 편지에 덧붙였다.

또 한 가지 두고두고 기억에 남는 편지가 있다. 똑바른 글씨체로 정성스럽게 써 내려간 편지였다.

이 학생은 머리를 풀어헤치고, 잠옷 차림으로 아침식사를 준비하는 엄마가 도저히 이해가 가지 않았다고 했다. 그런 엄마의 모습이 너무 싫었지만, 이혼하고 혼자 힘으로 자식을 키우고 있는 엄마에게 그런 이야기를 할 수 없었다고 한다.

다른 학생들은 모두 갖고 있는 휴대폰도 경제적인 이유로 갖지 못하다가, 휴대폰이 없다는 이유로 학교에서 왕따를 당하고 나서야 엄마가 사줬다. 남동생의 교복도 해지고 망가져 여학생이 수선해주었을 정도였다.

"우리 집은 너무 가난해서 어쩔 수가 없어, 참아야지 뭐. 돈이 없으니까 도시락도 이렇게밖에 만들 수 없는 거야"라고 스스로를 다잡았다.

하지만 내 강의를 듣고 여학생은 돈이 없어서가 아니라 "엄마는 우리들의 건강을 생각해서 첨가물을 사용하지 않고 음식을 만들어주신 것이었구나"라고 생각했다고 한다. 엄마는 우리에게 건강한 밥상을 차려주려고 열심히 고민하고 노력해온 것이었다. 그리고 편지의 마지막에 이렇게 썼다.

"엄마 감사해요. 저도 어른이 되면 꼭 엄마 같은 엄마가 될 거예요!"

여름방학 숙제로 '『식품첨가물』 독서감상문 대회'를 열었는데, 이 대회에서 입상한 초등학교 6학년 남학생이 있었다. 이런 어려운 책을 읽는 초등학생도 있나 싶어 많이 놀라웠다.

그 학생의 감상문에는 직장 때문에 혼자 타지에서 생활하는 아빠와 보통의 엄마, 그리고 남동생의 일상적인 생활에 대한 이야기가 쓰여 있었다.

남학생의 엄마는 자녀들의 식생활에 매우 엄격한 편이었다. 그 아이의 집에서는 한 달에 한두 번 아빠가 오는 날이면 선술집이 열린다. 아빠는 선술집의 주인, 자녀들은 웨이터 역할이다. 유일한 손님은 엄마이다. 간단한 요리지만 메뉴판도 있고, 큰 소리로 농담을 하면서 아빠는 여러 가지 음식을 만든다.

이런 생활을 하던 중에 남학생은 엄마에게서 받은 『식품첨가물』을 읽게 되었다. 왜 엄마가 음식에 그렇게 엄격했는지, 그리고 가족들을 위해서 재미있게 요리를 해주는 아빠의 마음을 처음으로 이해하게 되었다. 글의 마지막 부분에는 이렇게 쓰여 있었다.

"저와 남동생은 엄마와 아빠에게 너무나도 큰 관심과 사랑을 받으며 자라왔습니다."

에필로그

미나마타의 바다는 맑고 아름답고, 석양은 수많은 섬들을 붉게 물들인다. 이런 풍광을 바라보고 있으면 마음이 깨끗해지는 느낌이 든다. 나이 든 노인들은 석양을 바라보며 합장을 하고 무엇인가를 기도한다.

이렇게 장엄하고 아름다운 바다에서 세계를 경악시킨 공해사건이 발생했다. 공장폐수에 포함된 수은이 유기화(미생물 또는 식물체에서 무기태 탄소가 유기태로 합성되는 현상-편집자 주)되어, 플랑크톤을 통해 물고기와 조개에 농축되고 있다는 사실을 그 누구도 몰랐던 것이다. 물고기가 떼죽음을 당해 수면 위로 떠올랐다면 사실을 빨리 알아차렸을 것이다. 하지만 당시에는 공해방지법도 없어서 공장폐수를 강으로 흘려보내는 것은 불법이 아니었다.

이미 지난 일이라고는 하지만, 당시 기업의 사장이나 공장장이 "아름다운 바다를 오염시키면 안 돼"라는 생각만 했다면 이런 심각한 문제는 일어나지 않았을 것이다.

최근 수많은 식품첨가물을 사용해 제조하는 식품들, 그 가운데에는 인체나 환경에 대한 위해성이 의심되는 물질이 다수 포함되어 있다. 그 총량은 지금까지 어느 누구도 경험해본 적이 없을 만큼 어마어마한 양이다. 고지방, 고염분, 고당분과 같이 성인병(생활습관병)의 원인이 되는 식품도 오랜 식생활의 역사 속에서는 없던 것이다.

물론 식품을 제조, 판매하면서 법을 위반하지 않는 한 그것은 훌륭한 경제활동이다. 이익을 내면 훌륭한 경제인으로 칭송도 받는다. 그러나 좋지 않은 성분으로 식품을 만드는 사람이 자신에게 소중한 사람들에게 자기가 만든 식품을 내줄 수 있을까?

시대의 요구에 부응하지 못하고 뒷북만 치는 법률을 기준으로 할 것이 아니라, 소비자의 요구가 제대로 반영될 수 있는 '착한 기준'이 바로 지금 이 시대에 필요하다.

식품 사고나 위법이 발생하는 원인은 크게 3가지 유형으로 구분할 수 있다.
첫째는 '고의'이다. 알면서도 불법을 저지르는 악질적인 예다.
둘째는 '과실'이다. 부주의로 배합비율을 어겼다든지, 위생관리를 철저히 하지 않은 경우, 기계의 보수·점검을 게을리하는 경우다.
셋째는 '불가항력'이다. 천재지변으로 정전이 발생하거나 기계가 파손되어 식품의 품질에 문제가 생기는 것이다.
이러한 중대한 식품 사고는 사람의 힘으로 충분히 막을 수 있는 경우와 도저히 막을 수 없는 경우가 있다는 것을 다시 한 번 인지해둘 필요가 있다.

미국의 자유주의 신학자이자 윤리학자인 라인홀트 니부어Reinhold Niebuhr의 기도처럼, '바꿀 수 없는 것을 순수하게 받아들일 수 있는 마음의 평온과 바꿀 수 있는 일은 과감하게 바꾸는 용기, 그리고 바꿀 수 없는 것과 바꿀 수 있는 것을 구분하는 지혜'가 필요한 요즘이다.

우리 주변에는 실로 어마어마한 종류의 먹을거리가 넘쳐나고 있다. 식품매장에는 무엇을 선택해야 좋을지 모를 정도로 다양한 식품이 진열되어 있고, 영양성분을 강조하는 화려한 표시가 넘쳐난다. 마치 컴퓨터 그래픽으로 만들어낸 허구의 세계에 서 있는 듯하다.

근검·절약, 소비에 대한 자제, 그리고 식량과 자원의 한계를 인지한 생활습관, 이러한 말은 이미 오랜 과거의 이야기가 되었다.

인간에게 진정한 '식생활의 풍요로움'이란 무엇인가? 도대체 누구를 위해 식품첨가물을 사용하는 것인가?

이 책이 이러한 질문에 대해 독자들과 함께 고민할 수 있는 하나의 계기가 되었으면 좋겠다.

아베 쓰카사

【특별부록】

알고 싶은 식품첨가물

특별부록에서는 본문에서 나온 첨가물과 용어들을 좀 더 구체적으로 설명한다. 다음 항목은 가공식품에 많이 사용되는 재료와 첨가물이다. 본문에 [*]표시가 있는 것은 특별부록에서 설명하고 있으며, 표시가 없는 것은 본문을 참고하기 바란다. 가공식품에 붙어 있는 표시 라벨과 비교해가면서 보면 이 책에서 설명하고 있는 첨가물을 더욱 쉽게 이해할 수 있을 것이다.

색인	부록
(첨가물은 아니지만 같은 역할을 하는 것)	
[*1]단백질가수분해물	p.216
아미노산액	p.218
효모 엑기스	p.218
(자주 사용되는 첨가물)	
[*2]조미료(아미노산 등)	p.218
[*3]pH조정제	p.219
[*4]글리신	p.220
[*5]가공전분	p.222
[*6]인산염(Na, K)	p.224
[*7]산미료	p.225
[*8]증점다당류	p.226
[*9]베이킹파우더	p.227
[*10]합성보존료	p.229

색인	부록
[*11]합성착색료	p.230
[*12]천연착색료	p.231
[*13]합성감미료	p.233
[*14]천연감미료	p.236
[*15]합성향료	p.237
(첨가물 용어)	
[*16]일괄표시	p.239
[*17]캐리오버	p.242
[*18]가공보조제	p.243
(기타)	
[*19]유전자조작기술	p.243
[*20]트랜스지방산	p.246
[*21]JAS 마크	p.248

[*1]단백질가수분해물

천연계의 깊은 맛을 내는 조미료 ※ 화학첨가물 취급은 하지 않는다.

이 조미료는 본문 제2장에서 '간장' 부분에 등장했다. 단백질가수분해물은 아미노산액에 가공전분을 첨가해 분말 상태로 가공한 것이라고 생각하면 된다. 대두 등의 단백질을 염산으로 분해한 아미노산액은 음식의 '감칠맛'을 낸다.

가수분해란 산이나 알칼리성 수용액으로 분해한다는 화학용어이다. 소비자가 쉽게 알 수 있도록 '단백질염산분해물'이라고 표시하면 좋겠다.

이때, 사용되는 단백질은 대두, 밀의 글루텐과 같은 식물성 또는 육류, 어류 등의 동물성단백질이다.

예전 어느 기업에서는 닭의 털을 원료로 제조한 경우도 있었다. 나도 직접 맛을 본 적이 있는데 닭털의 단백질가수분해물은 뒷맛이 좋지 않고 맛이 아주 강해 느낌이 좋지 않았다.

일반인이 단백질가수분해물의 맛을 보면, 먼저 좋지 않은 이상한 냄새에 놀란다. 그러나 맛을 보면 또 한 번 놀라는데, 냄새와는 달리 과자나 라면 맛과 똑같기 때문이다.

오랫동안 식품의 알레르기 문제를 연구해온 전문의는 단백질가수분해물이 들어 있는 과자류, 국물용 조미료 등이 어린이들에게 알레르기를 유발할 가능성이 있다고 경고하고 있다.

일본의 간장이 유럽에서 수입 금지된 이유

이러한 염산분해법에는 또 한 가지의 의혹이 있다. 단백질의 분해에 염산을 사용할 경우 'MCPD', 'DCP'라는 염소화합물이 발생한다. FAO/WHO 합동 식품첨가물전문가위원회JECFA에서는 DCP에 대한 발암성을 경고했고, MCPD에 대해서는 발암성을 인정한 것은 아니지만 동물실험을 통해 신장에 영향이 있었음을 경고했다.

JECFA의 보고서를 근거로 국제식품규격위원회CODEX에서는 MCPD의 최대허용기준치를 정하게 되었다. 하지만 아직도 일본에는 이에 대한 기준이 없다. 식품 관련 업계에서 자주적으로 기준을 마련하고는 있지만, EU나 미국에 비하면 훨씬 기준치가 높다.

2009년 유럽의 식품안전 관련 기관이 유통되고 있는 일본산 간장을 회수하고, 수입을 전면적으로 금지한 일이 있다. 이유는 MCPD가 검출되었기 때문이었다. 일본에서 유통되고 있는 상품이 유럽에서는 금지된 것이다.

일본에서 사용하고 있는 아미노산액과 그것을 분말로 만든 단백질가수분해물은 현재 중국과 동남아시아에서 만들어지고 있다. 순도가 가장 높은 제품은 EU, 1급품은 미국, 그리고 순도가 낮은 제품은 일본과 같이 이에 대한 기준이 없는 나라로 수출하고 있다.

이와 같은 예는 다른 첨가물에서도 찾아볼 수 있는데, DCP의 경우 EU의 기준은 0.02ppm, CODEX의 기준은 0.4ppm으로 큰 차이가 있다.

아미노산액 ※ 화학첨가물 취급은 하지 않는다.

효모 엑기스 ※ 화학첨가물 취급은 하지 않는다.

[*2]조미료(아미노산액 등)

깜짝 놀랄만한 제조법

 '조미료(아미노산액 등)'라는 것은 일괄표시다. 다양한 식품첨가물인 조미료의 복합물이지만, 주는 글루타민산나트륨이다. 언제부터인지 이를 제조하는 업체에서는 '화학조미료'라는 말보다 '감칠맛 조미료'라고 부르고 있다.

 예전에는 화학적으로 합성해서 제조했지만, 최근에는 사탕수수의 당밀로 만든다. 사탕수수를 착즙해 설탕을 뽑아낼 때, 결정이 되지 않는 당분이 나온다. 이것이 '당밀'이다. 결정화를 반복하다 보면 마지막에 설탕이 되지 않는 당밀이 남는데, 이것을 '폐당밀'이라고 부른다.

 어느 식품기업에서 유전자조작을 통해 폐당밀에서 글루타민산을 생성하는 박테리아(세균)를 만들었다(Glu-No.3 등). 이 균이 토해낸 글루타민산을 정제하고, 이를 탄산소다로 중화시켜 '글루타민산나트륨(소다)'이라는 화학물질을 만들어낸다.

 글루타민산은 자연계에 존재하는 천연물질로 흰색 결정체이며, 신맛과 감칠맛이 있다. 그러나 식품업계에서는 맛이 약해 그냥 사용하지는 않는다. 글루타민산나트륨은 완전한 화학합성물질이며, 글루타민산에 비해 매우 강한 감칠맛을 가지고 있다. 여기에 염분을 추가하면 더욱더 강한 감칠맛을 낸다.

식품기업에서는 이 방법을 '사탕수수에서 추출한 감칠맛 조미료'라고 부르고 있다. 그리고 유전자조작으로 만들어낸 세균을 통해 제조하는 이 방법을 된장이나 간장과 같은 발효공법이라고 부른다.

이러한 조미료가 문제가 된 적이 있다. 유전자조작으로 만들어지는 조미료가 여러 가지 수입되고 있는데, 그중 하나인 가쓰오부시와 표고버섯의 감칠맛을 내는 핵산계 조미료(리보뉴클레오티드나트륨)가 식품위생법에서 정한 '안전성 기준'의 심사도 없이 수입·판매된 일이다(2011년 12월).

또한 글루타민산나트륨에 대해서는 유전자조작기술을 이용해 생산되었어도 최종물질이 수요가 높은 아미노산이기 때문에 건강영향평가를 받지 않아도 되고, 유전자조작에 대한 표시 또한 필요가 없다.

[*3] pH조정제

식품은 산성이 강할수록 보존기간이 길다. 채소나 해초, 해산물 등의 초절임이 그렇다. 인간이 신맛을 느끼는 것은 pH3 정도이므로, 산성이면서도 신맛을 느끼지 않을 정도까지 산도를 조정한다.

예를 들어 사과산과 사과산나트륨을 각각 같은 양을 첨가하면 식품의 pH는 약 4 정도가 된다. 사과산과 사과산나트륨의 배합비율을 조정하여 원하는 정도의 pH로 조정할 수 있다.

　pH조정제는 일괄표시이기 때문에 그 내용을 알 수 없다. 뒷부분에서 그 예를 소개하고 있지만, 사용 목적에 따라 '산미료'라고 표시되는 경우도 있다 [자료 a-6].

[*4]글리신

　강연회에 가면 자주 질문을 받는 첨가물이다. 도시락, 반찬, 빵 등에서 많이 볼 수 있는 첨가물이기 때문이다. 은은한 단맛이 나는 아미노산으로 새우, 게와 같은 갑각류에도 포함되어 있는 등 자연에도 존재하는 물질이다.

　글리신은 솔비톨과 마찬가지로 식품에 윤기와 단맛을 내기 때문에 쌀밥이나 반찬 등 편의점 음식에 많이 사용된다. 항균효과도 있어 '보존료 미사용'이라고 홍보하는 편의점이나 패스트푸드의 외식 체인점 등에서 많이 이용되면서 그 소비량이 최근 급증하고 있다.

　글리신을 값싸게 대량으로 만드는 방법은 다음과 같다. 우선 알코올을 산화시켜 '초산'을 만든다. 여기에 염소가스를 반응시켜 '모노클로로초산'을 만들고, 다시 암모니아를 반응시키면 화학적으로 합성된 글리신이 만들어진다. 그런데 모노클로로초산은 환경오염을 일으키는 독극물로 취급되는 관리대상 물질이다.

　글리신은 중국산이 주류인데, 2008년도에는 글리신의 원료가 제초제의 원료로 사용되면서 원료 부족으로 글리신의 가격이 폭등하는 일이 있었다.

상상할 수도 없는 공정을 거쳐 최종적으로 천연물질과 똑같은 분자구조로 만들어내는 것이 식품첨가물 제조법의 한 가지다. 이를 사용한 제품에 독성이 있거나 정체를 알 수 없는 불순물이 남지 않기만을 바랄 뿐이다.

이와 마찬가지로 가공식품이나 냉동식품의 보존기간을 늘리기 위해 사용되는 첨가물 가운데 '초산나트륨'이 있다. 편의 조리식품에는 '글리신, 초산나트륨' 2가지를 병기하는 경우를 자주 볼 수 있다. 업계에서는 이를 '보존 향상제'라고 부른다. 본문 제1장의 [자료 1-6]은 감자 샐러드의 원재료에 글리신, 초산나트륨과 pH조정제를 병기하는 예다.

[자료 a-1] 보존기간을 늘리기 위한 보존 향상제

지정 첨가물 (화학합성첨가물)	기존 첨가물 (천연계 첨가물)
글리신 초산나트륨 비타민B1 프로필렌글리콜 유화제의 일부 등	달걀 흰자위 단백질 폴리리신 펙틴분해물 ※보존료(품명)의 표기 키토산 라이소자임(효소) 향신료추출물 등

[*5]가공전분

첨가물과 식품 두 종류로 분리되어 혼동하기 쉽다

　가공전분은 전분을 화학처리한 것으로, 쫄깃한 끈기를 내거나 바삭바삭하게 하는 등의 특정한 성질을 갖고 있다. 구체적으로는 효소나 산을 반응시켜 가공한다.

　가공전분에는 놀라울 정도로 종류가 많으며, 예전에 일본에서는 '첨가물'이 아니라 '식품'으로 취급했었다. 2008년이 되어 11종류의 가공전분에 대해서 첨가물로 새롭게 지정했다. 외국의 경우, 이전부터 가공전분은 화학반응을 통해 제조한다는 이유로 첨가물로 취급하고 있어, 이는 국제적인 기준을 맞추기 위한 조치였다고 볼 수 있다.

　그 외의 가공전분은 여전히 식품으로 취급되고 있다. 이러한 가공전분은 몇 가지 종류를 혼합한 것으로 일괄표시를 한다.

　[자료 a-2]는 흰 살 생선 튀김빵의 원재료 표시다. 표시 라벨에 가공전분이 두 번 표시되어 있다.

　첨가물은 사용된 원재료 다음에 양이 많은 순으로 표시한다. 예전에는 식품이나 첨가물을 구별하지 않고, 그 식품의 원료로 포함된 원재료의 양이 많은 순서로 표시했다. 하지만 최근에는 첨가물은 원재료로 사용된 식품 뒤에 기입하도록 하고 있다. 이렇게 식품과 첨가물을 구분해서 기입하여 표시 라벨의 뒷부분에 쓰여 있는 재료는 가정에는 없는 첨가물이라는 것을 예상할 수 있게 되었다.

[자료 a-2] 흰 살 생선 튀김빵

【명칭】
조리빵
【원재료명】
빵, 흰 살 생선 튀김, 소스, 타르타르 소스, 스파게티, 케첩, (기타 달걀, 우유, 대두, 돼지고기, 사과유래 원재료를 포함), 가공전분①, pH조정제, 증점제(가공전분②, 증점다당류), 조미료(아미노산액 등), 솔비톨, 유화제, 주정, 초산나트륨, 산미료, 글리신, 이스트, 비타민C, 파프리카 색소, 향신료

이 표시를 보면 식품으로서의 가공전분과 첨가물로서의 가공전분이 동시에 사용되고 있음을 알 수 있다.

①은 식품 가공전분으로, 아마도 튀김옷에 사용되었을 것이다. ②는 첨가물 가공전분으로, 타르타르 소스의 점도를 높이기 위해 사용한 것이다. 따라서 증점제라는 사용 목적이 표시되어 있다. 이 외에도 기름을 유화시키는 효과도 있어 타르타르 소스나 칼로리 절반 드레싱 등에 사용된다.

가공전분이 두 번이나 표시되면 소비자는 혼란스럽다. 따라서 첨가물로 쓰이는 가공전분은 '화공전분'으로 바꿔서 표시하면 좋겠다.

한편 EU에서는 첨가물로 사용되는 가공전분을 영유아용 식품에 사용하는 경우, 합계 사용량이 5% 이하로 제한하고 있다. 일본에서도 2008년부터 일본베이비푸드협회가 영유아용 식품에 8종류의 가공전분 사용을 허용하고 있으며, 합계 '5% 이하'의 자주기준을 설정하고 있다.

[*6]인산염(Na, K)

어디에든 사용하는 만병통치약

황인 또는 인광석으로 만드는 첨가물은 약 10여 종류가 있으며, 효능은 다음과 같다.

① 음료, 채소절임, 된장, 조림 등의 변색방지. 최근 새롭게 인가를 받은 EDTA도 이와 같은 효과가 있다.

② 육류의 보수성과 결착성을 높인다. 햄·소시지, 육가공품, 어묵, 면류 등에 사용한다. '결착제'라고 표시를 하는 경우도 있다.

③ 치즈 등 유제품의 유화제

④ 감자튀김 등 냉동식품의 변성방지제

⑤ 기타

이렇듯 인산염은 다양한 용도로 사용되고 있으며, 가공식품을 만드는 현장에서는 정말로 편리한 존재다. 내가 식품 가공업계에서 일할 당시, 신제품을 개발할 때 문제가 되는 점들을 이 인산염으로 몇 번이고 해결한 적이 있을 정도다.

인산염은 단품으로 사용하는 경우보다 몇 종류를 복합적으로 사용하는 경우가 많다. 이 경우 '인산염(Na, K)' 등으로 간략하게 표시한다. 따라서 소비자는 어떤 종류의 인산염이 얼마만큼 사용되었는지 알 수가 없다.

인산염의 폐해로는 미네랄의 체내 흡수를 막는다는 것이다. 같은 효능이 있는 EDTA도 같은 문제로 지적받고 있다.

또한 최근에는 신장에 악영향을 준다는 보고도 있다. 도쿄농대 교수의 연구에 따르면, 쥐에게 고농도의 인산염이 포함된 먹이를 주었더니 신장이 석회화하는 '신장석회증'이 나타났다고 한다.

[*7]산미료

청량음료로 소비 증가

산미료는 식품에 상큼한 신맛을 내기 위해 사용하는 첨가물이다. 산미료에는 다양한 종류가 있으며, 맛술과 같은 조미료나 피클 등의 절임류에는 유산, 주류에는 호박산이나 주석산 등과 같이 상황에 따라 사용한다.

청량음료에는 구연산을 즐겨 사용한다. 강한 신맛이지만 탄산수 한 병에 1g의 구연산과 50g의 설탕을 섞으면 시원한 사이다가 만들어진다. 단, '산미료'라고 표시되어 있어도 그것은 일괄표시이기 때문에 어떤 물질이 들어 있는지는 알 수 없다.

그러나 어떠한 것이라도 첨가물로 사용된 것은 화학적으로 합성된 순도가 높은 물질이기 때문에 '산' 작용이 강한 것이다. 전기포트의 세정제로 구연산이나 사과산을 이용하는데, 화력발전소에서도 세정제로 사용한다.

도쿄도 복지보건국의 보고에서는 통에 들어 있는 스포츠 드링크를 마신 어린이가 두통, 어지럼증, 구토 등을 호소한 경우가 있다고 한다. 원인은 스포츠 드링크의 산미료가 통 내부의 구리를 녹여 구리중독을 일으킨 것이었다.

김 양식장에서는 그물에 파래가 끼지 않도록 산으로 세척한다. 이를 산처리라고 부르는데 예전에는 염산을 사용했지만, 요즘에는 사과산을 사용하는 경우가 있다. 그러나 김 양식장에서 사용하고 있는 사과산이 바닷물의 pH를 낮춰 바지락의 생육에 영향을 주고 있다는 연구 결과도 나오고 있다.

김을 유통하는 한 기업은 10여 년 전부터 산처리를 하지 않은 김을 판매하고 있지만, 현실적으로 그리 쉽지 않다. 산처리를 하지 않은 원료김을 조달하기가 점점 더 어려워지고 있기 때문이다.

[*8]증점다당류

쓰임새가 많은 편리한 보조제

증점다당류는 드레싱과 같은 소스의 점성이나 양갱 등의 쫄깃함, 인스턴트 쌀밥과 반찬(특히 조림류)의 윤기와 보수성, 잼 상태의 페이스트, 젤리 등에 사용하는 등 매우 다양한 효능을 가지고 있어 많은 가공식품에 사용된다.

증점다당류는 한 종류가 아니라 복수로 사용되는데, 간략하게 표시하기 때문에 일괄표시나 마찬가지로 취급한다.

일반 가정에서 사용하는 드레싱이나 소스 등의 표시에서 '잔탄검'이라는 것을 자주 볼 수 있을 것이다. 잔탄검은 아주 재미있는 성질이 있는데, 드레싱 병을 세워놓으면 걸쭉한 상태가 유지되며 내용물이 분리되지 않는다. 하지만 병을 비스듬히 세우면 갑자기 묽어져 채소에 잘 섞인다.

원료는 (유전자를 조작해서 만든) 특정 세균이 만들어내는 점액이다. 이를 사용한 식품에는 감칠맛 조미료와 마찬가지로 발효를 통해 제조했다는 표시를 한다. 특히 가공전분과 병행해서 사용하는 경우가 많다.

한편 '카라기난'은 천연 증점다당류로 해초에서 추출한다. 카라기난은 몇 가지의 종류가 있는데, 주로 증점제(한천, 젤리와 같은 상태로 만드는 데 사용)로 사용된다. 그러나 이 역시 안전성에 대한 우려가 있어 JECFA에서 기준을 마련하고 있으며, EU에서는 이 기준을 따르고 있다(카라기난에 포함된 분자량 5만 이하의 성분이 5% 이하일 것).

일본에서는 아직 이에 대한 어떠한 기준도 마련되어 있지 않다. 따라서 일본산 젤리가 EU, 특히 영국에서는 수입금지조치를 당한 일도 있다(2012년 5월). 또한 안전성을 보장할 수 없는 카라기난이 일본 시장에서 유통되고 있을 가능성이 매우 높다.

[*9]베이킹파우더

알루미늄 과다섭취에 주의해야

베이킹파우더는 과자나 빵을 부풀게 하는 팽창제로 사용된다. 예전에는 팽창제로 탄산수소나트륨(중탄산소다)을 많이 사용했는데, 베이킹파우더는 이 탄산수소나트륨을 포함한 몇 가지 물질의 화합물이다. 표시는 각각의 물질을 모두 표시할 수 없으므로 '베이킹파우더'로 일괄표시한다.

탄산수소나트륨은 가열하면 탄산가스가 발생하여, 이 탄산가스가 밀가루 반죽을 부풀어오르게 한다. 이때 산성물질이 있으면 탄산가스가 더욱 많이 발생하게 되는데, 이를 위해 산성 팽창제로 명반이나 주석산수소칼륨, GDL 등을 사용한다. 베이킹파우더에는 이들을 포함해 약 10여 종류의 첨가물을 혼합해 사용한다. 팽창의 정도를 조정하기 위해서다.

이 가운데 명반은 가지 요리의 색깔을 선명하게 하기 위해 사용하기도 하며, 성게나 해파리 등의 해산물에도 사용된다. 그런데 이 명반에는 알루미늄이 약 10% 이상 포함되어 있다.

알루미늄은 알츠하이머병의 원인이 된다고 알려졌으나, 최근 직접적인 인과관계가 없다고 밝혀졌다. 하지만 알루미늄을 과다섭취할 경우, 혈액 안에서 다른 물질과 결합하여 뇌에 좋지 않은 영향을 줄 수 있다는 가능성이 보고되었다.

그래서 WHO와 JECFA에서는 알루미늄 허용 섭취량을 정해놓았다. 체중이 55kg인 어른의 경우, 하루에 8mg이다.

혹시 빵이나 과자의 식품 표시에 '팽창제(알루미늄 프리)', 또는 '베이킹파우더(알루미늄 프리)'라고 적혀 있다면, 명반이 포함되어 있지 않다는 것이니 참고하기 바란다.

[*10]합성보존료

'합성보존료를 사용하지 않습니다'

　특정 첨가물을 사용하지 않는다고 과장해서 표시하는 식품을 자주 볼 수 있다.

　예를 들어 '보존료'라고 하면, 일반 소비자는 소르빈산을 연상해 '무서운 첨가물'이라는 이미지를 떠올릴 것이다. 따라서 이를 사용하지 않고 소비자에게 좋은 이미지를 전달하고 싶은 것이 업계의 일반적인 생각이다.

　앞서 도시락에 대한 이야기를 하면서 언급한 바와 같이, 최근에는 저장성을 향상시키기 위한 첨가물이 사용되고 있다. 업계에서는 특정 첨가물을 나쁜 것으로 몰아붙이면서 저장성을 향상시키기 위한 다른 첨가물을 사용한다.

　본래 소르빈산을 사용하는 식품도 그리 많지 않았으며, 첨가하는 양도 엄격하게 제한되어 왔다. 도시락에 들어가는 반찬 중에 소르빈산이 사용되는 것은 비엔나소시지와 어묵 정도일 것이다.

　30여 년 전에 식품공장에서는 소르빈산을 많이 사용했다. 당시 어묵공장이나 단무지공장은 외부와 차단되지 않은 개방된 형태가 많았으며, 냉장유통도 아니었고 매장도 거의 상온 상태였기 때문에 방부제인 소르빈산은 반드시 필요한 첨가물이었다.

　하지만 단무지를 비롯한 채소절임의 경우는 진공팩에 넣어 65℃의 온도에서 살균하는 방법으로 바뀌었고, 어묵공장도 외부와 차단된 시설 안에서 가공하는 등 제품관리를 향상시킨 결과, 현재는 소르빈산의 사용이 급격하게 감소했다.

　예전부터 소르빈산을 사용하지 않고 어묵을 생산해온 회사도 여럿 있다. 매출액 1천억 원이 넘는 슈퍼마켓 체인인 한 기업에서도 상품의 온도 및 세균수 등에 관한 철저한 위생관리를 통해 취급하는 제품의 99% 이상에 소르빈산을 사용하지 않고 있다.

　이러한 철저한 품질관리를 통해 소르빈산의 미사용에 따른 상품 로스를 거의 제로로 만들고 있다. 기업의 노력과 냉장유통의 발달로 소르빈산의 수요는 최근 15년 동안 3분의 1로 감소했다.

　최근, 소르빈산의 사용이 감소함에 따라 식품의 로스가 증가할 것이라거나 식중독 발생이 증가할 것이라는 의견도 있다. 하지만 식품의 로스는 앞에서도 이야기한 바와 같이 다른 요인이 더 많다는 점, 그리고 소르빈산을 사용해온 식품 자체가 많지 않았다는 점을 강조하고 싶다.

　또한 식중독은 여름철보다도 겨울철에 훨씬 더 많이 발생한다는 점, 그리고 그 원인이 노로바이러스라는 점에서 보면 이러한 주장은 명분이 약하다고 할 수 있다.

[*11] 합성착색료

색의 세계

합성착색료를 타르게 색소라고 부르는 것은, 석탄의 타르에 포함되어 있는 성분에서부터 합성되었기 때문이다.

합성착색료를 혼합하면 어떠한 색깔이라도 만들어낼 수 있다. 전혀 생각지도 못한 곳에서도 합성착색료를 사용하는 것을 볼 수 있는데, 그 가운데 '비타민B2'라는 것이 있다.

비타민B2는 된장에 많이 사용되는데, 비타민을 강화할 목적으로 사용하는 것이 아니라 된장의 색깔을 선명한 노란색으로 만들기 위해 사용한다. 즉 비타민B2는 황색의 착색료인 것이다.

소비자는 칙칙한 색깔의 음식보다는 색깔이 아름답고 보기 좋은 음식을 좋아한다. 그러나 기호식품이야 어쩔 수 없다고 하지만, 일상적으로 섭취하고 있는 식품까지도 인공적인 색깔을 선호한다면 다시 생각해볼 필요가 있다.

[자료 a-3] 합성착색료, 색과 재료명(예)

(목적으로 하는 색깔과 합성착색료 혼합의 예)

녹색	황색4호(70%), 황색1호(30%)
달걀색	적색102호(5%), 황색4호(45%), 황색5호(50%)
초콜릿색	적색104호(40%), 황색4호(50%), 청색1호(10%)

[*12] 천연착색료

천연착색료 원료의 대부분은 식물이며, 동물이나 광물을 이용하기도 한다. 일본에서는 약 100여 종의 천연착색료가 이용되며, 양적으로는 캐러멜색소가 전체의 약 90%를 차지한다. 색소의 표시는 원료명을 기입하는 경우와 분류명을 기입하는 경우가 있다. 치자색소나 홍국색소는 원료명을 사용하는 경우이고, 카로티노이드색소나 채소색소 등은 분류명을 사용하는 경우다. 분류명을 사용하는 경우는 원료가 무엇인지 알 수 없다.

천연색소는 크게 3가지로 분류된다.

첫째는 합성착색료와 같이 취급되는 베타카로틴과 수용성안나토다. 둘째는 기존(천연)첨가물 명부에 기재되어 있는 것으로 실제로 많이 사용하는 것이다. 셋째는 말차, 오징어 먹물 등과 같이 본래 식품이면서 착색 목적으로 사용하는 것이다.

치즈 등의 착색에 이용되는 천연색소 안나토는 7종류가 있는데, 천연물질이라고 해도 각각의 허용량이 규정되어 있다.

그렇다면 천연색소는 인공색소보다 안전하다고 할 수 있을까? 천연색소인 꼭두서니색소는 암을 유발하는 발암성이 있어 2004년 7월부터 사용이 금지되었다. 그 이전의 식품첨가물 전문서에는 '꼭두서니 색소는 변이를 일으키거나 암을 유발하는 성질이 없다'고 서술되어 있었다.

또한 본문의 제3장에서도 밝힌 바와 같이 색소의 불순물도 신경이 쓰이는 부분이다.

일본에는 화려한 색채를 즐기는 식문화가 있다. 그러나 식품의 본질이나 품질을 화려한 색으로 가려 소비자의 판단을 흐리게 하는 색소는 합성이든 천연이든 간에 자연스러운 것은 아니다.

흑설탕이나 얼음설탕이 캐러멜색소를 이용해 갈색으로 물들여진 것이라는 의심도 있다.

[*13]합성감미료

요즘 가장 신경이 쓰이는 첨가물

'Non 칼로리', '칼로리 제로' 등의 제품에 많이 사용되는 것이 합성감미료다. 합성감미료에는 다양한 종류가 있으며, 이들 가운데에서도 특히 많이 사용되는 것들이 있는데, 아스파탐, 수크랄로스, 아세설팜칼륨 등이 그것이다.

합성감미료 가운데 가장 유명한 것은 사카린과 사카린나트륨이다. 하지만 이들 첨가물의 발암성이 의심되면서 한동안 사용이 금지된 적도 있어, 소비자 인식이 그리 좋은 편은 아니다. 소비량도 크게 늘지 않다가 2012년 12월에 일본 정부의 심의를 통해 사카린칼슘의 사용이 인가되었다.

현재 한국에서 가장 많이 사용하고 있는 합성감미료인 아스파탐은 페닐알라닌과 아스파라긴산이라는 아미노산을 합성(메틸에스테르화)하여 만든다. 따라서 업체에서는 '아미노산으로 만든 감미료'라고 주장을 하지만, 유전자 조작기술을 이용해 만드는 것이다.

'아스파탐(페닐알라닌화합물)'과 같이 표시에 페닐알라닌화합물을 병기하는 이유는 페닐케톤뇨증(페닐알라닌 수산화효소의 결핍으로 인해 발생하는 선천적 아미노산 대사 이상 질환—옮긴이)이 있는 사람이 섭취를 주의하도록 하는 조치이다.

안전성은 아직도 찬반 논의가 활발하다. 미국의 경우도 아스파탐의 안전성에 대한 논의가 계속되고 있다. 아직도 안전성을 의심하는 학자가 다수 있지만, 여전히 많은 식품에 사용되고 있다.

아스파탐의 사용기준이 아직 마련되어 있지 않아 어떠한 식품에도 사용할 수 있다. 아스파탐이 저칼로리 감미료라고 불리는 이유는 설탕의 200분의 1만 사용해도 동일한 단맛을 낼 수 있고, 칼로리가 거의 없기 때문이다.

'수크랄로스'는 설탕에 가장 가까운 감미료로 단맛이 무려 설탕의 600배에 이른다. 대개 청량음료나 과자류에 사용되고 있으며, 각 식품별 사용량 규제가 설정되어 있다.

수크랄로스는 설탕에 염소를 반응시켜 만든다. 그래서 업체에서는 '설탕으로 만든 감미료'라고 광고한다. 빵이나 비스킷과 같이 기름이나 유화제(글리세린지방산에스테르)가 들어 있는 제품을 200℃ 정도에서 구우면 클로로프로판올류(3-MCPD, 1,3-DCP 등)의 염소화합물이 생긴다. 현재 교토여자대학을 비롯한 여러 대학의 학자들을 중심으로 이에 대한 연구가 활발하게 진행되고 있다.

수크랄로스는 1999년에 인가받아 지정되었는데, 업계에서는 기다렸다는 듯이 생산체제에 돌입하여 최근 10년 동안 1만 품목 이상의 식품에 사용되었다. 칼로리 오프 또는 칼로리 제로 음료뿐 아니라 드레싱이나 액상조미료 등에 많이 사용된다.

수크랄로스는 생산량이 소비량을 따라가지 못해 가격이 폭등하는 일이 있었을 만큼 우리의 일상생활에 가까이 있는 첨가물이다. 또한 자연적으로 분해가 잘 되지 않아 하수도에서 수크랄로스가 검출되는 경우도 있다.

'아세설팜칼륨'의 당도는 설탕의 약 200배 정도다. 다른 감미료에 비해 단맛을 내는 속도가 빠르고, 가열해도 거의 파괴되지 않는다는 것이 특징이다. 코카콜라와 펩시콜라가 칼로리 제로 음료에 사용한 것을 계기로 요즘에는 캔커피, 조미료, 아이스크림 등에 폭넓게 사용되고 있다.

2011년도 아세설팜칼륨의 연간 소비량은 230톤 정도로 유사 첨가물 가운데 가장 많다. 초산으로 합성한 독일산 아세설팜칼륨이 가장 많이 사용되고 있으며, 최근에는 가격이 저렴한 중국산의 수입이 증가하고 있다.

또한 이 감미료는 자연 상태에서 전혀 분해가 되지 않아 토양이나 물에 축적될 우려가 매우 높다.

아세설팜칼륨 역시 각 식품별로 첨가하는 양이 정해져 있다.

이 외에 '네오탐'은 2007년도에 새로이 지정된 합성감미료로 아스파탐을 원료로 해서 열에 대한 안정성과 pH 안정성을 향상시킨 것이다. 아스파탐을 개량한 것이라고 볼 수 있다. 다른 어떠한 합성감미료보다도 당도가 높아 첨가하는 양이 적기 때문에 페닐알라닌화합물이 포함되어 있다고 표시하지 않아도 된다.

당도는 설탕의 7,000~13,000배 정도로 단맛의 순도가 높아 다른 당류와 혼합해서 사용하기도 한다. 현재 네오탐을 사용하는 기업이 500개를 넘고 있으며, 향후 소비량도 크게 증가할 것으로 예상된다.

이들 합성감미료의 사용이 증가하고 있는 것은 '단 음식은 먹고 싶지만 칼로리가 걱정되어 설탕을 사용하지 않는 우리의 칼로리 공포증'에 기인한다. 따라서 이들 인공감미료는 늘 공급량이 부족할 정도로 인기가 높다.

[*14]천연감미료

천연이지만 화학반응으로 제조한 개량품

천연감미료로 불리는 첨가물은 15종 이상이지만, 일반적으로 많이 사용하는 것은 '감초'와 '스테비아'다.

'감초'는 글리시르레틴산이라고도 불리며, 예전부터 한방약으로 사용되었던 식물이다. 첨가물인 '감초추출물' 역시 감초를 끓여 당분을 추출하고, 분말로 가공한 것이다. 당도를 더욱 높이고 안정화시키기 위해 효소처리로 포도당을 붙이거나, 효소분해를 통해 당도를 추출물보다 5배 정도 강하게 만들기도 한다.

또한 화학반응을 통해 제조한 글리시르레틴산(2)나트륨은 간장과 된장에 한해 사용할 수 있으며, 글리시르레틴산(3)나트륨은 1991년 사용이 금지되었다. 그러나 표시는 모두 '감미료(감초)'라고 표시한다.

감초는 단맛을 내기 위해 사용되기도 하지만, 염분이 높은 식품의 짠맛을 약화하기 위해서 사용하기도 한다.

'스테비아'는 허브식물의 한 종류이며, 첨가물로 사용되는 '스테비아추출물'은 스테비아를 물과 함께 끓여 추출한 것이다.

감초와 마찬가지로 단맛을 강하게 하고, 안정성을 개선하기 위해 품종을 개량하거나 효소처리를 통해 포도당을 붙이는 등 다양한 방법이 이용되고 있다. 이 가운데에는 안전성이 의심되는 것도 있지만, 표시는 모두 '스테비아'로 한다.

감초와 스테비아는 사용기준이 마련되어 있지 않기 때문에 다양한 식품, 특히 저염 매실장아찌, 저염 젓갈 등의 전통식품에 폭넓게 사용되고 있다.

[*15]합성향료

딸기나 바나나 향이 나는 합성향료는 화학물질을 조합해서 제조하는 것이다.

제조를 위해 우선 천연향의 성분을 분석한다. 예를 들어 천연 딸기향을 분석해 보면 약 250종류의 성분이 포함되어 있음을 알 수 있다. 분석을 통해 밝혀진 향 성분을 화학합성 향료(첨가물)를 조합해 인공적으로 만들어내는 것이다. [자료 a-4]는 딸기향료 조합의 예다.

[자료 a-4] 딸기향료(예)

낙산에틸(뷰티르산에틸)	유산에틸	리나롤
낙산부틸(뷰티르산부틸)	이소발레르산에틸	아세토페논
초산에틸	알데히드	바닐린
		등

※ 각 업체에 따라 배합비율, 구성 성분이 다르며, 목적으로 하는 식품에 따라 구분해서 제조한다. 20종류 이상의 화합물을 혼합해 천연에 가까운 향을 만들어낸다.

꽤 많은 종류의 화학물질이 사용되고 있다는 것이 놀라울 따름이다. 하지만 이렇게 다양한 첨가물이 사용되고 있음에도, 표시는 '향료'라고 일괄표시한다.

향료는 과일향 제품뿐만 아니라 캔커피, 페트병 녹차 등에도 사용하고 있다. 'leaf alcohol(3-헥센-1-올)'이라는 향료는 녹차향이 있다. 맛이 진한 녹차의 표시에 '향료'라고 쓰여 있다면 leaf alcohol과 같은 녹차향을 강하게 하는 향료가 사용되었을 가능성이 매우 높다.

일본에는 향료에 관한 사건 중에 '쿄와향료사건'이라는 아픈 역사가 있다. 2002년 5월, 쿄와향료화학이 당시 사용 인가를 받지 못한 향료를 사용하고 있던 것이 발각되면서, 그 향료를 사용한 식품에 대해 회수명령이 내려졌던 일이다. 그런데 이 향료를 사용하던 업체가 약 200개가 넘었고, 회수된 식품이 1,600여 품목을 상회하는 등 큰 소동이 일어났다. 관련 기업에서 생산하는 복숭아 음료에도 문제의 이 향료가 사용되었다는 것이 알려지면서 당시 신문에는 매일 같이 식품업계의 사과 광고가 게재되었다.

그런데 어찌 된 일인지 그 향료는 지금은 아무 문제 없이 어떠한 식품에도 사용할 수 있게 되었다. 즉 당시에는 위법이었던 향료가 지금은 모두 정부의 인가를 받고 있으며 국제적으로 상호 사용을 인정하는 '국제범용첨가물'인 것이다.

　예전에는 위법이었지만, 현재는 합법적으로 사용할 수 있는 첨가물은 이 외에도 많이 있다. 수입 업소용 소스에 유화제로 사용되는 '폴리소르베이트'는 2008년도에 사용이 금지되었는데, 현재는 국제범용첨가물로 인가받아 아무런 규제 없이 판매되고 있다.

[*16] 일괄표시

아무리 많이 사용해도 일괄표시

　일괄표시라는 용어는 본문에서 몇 번이고 등장했는데, 실제 사례를 소개하고자 한다.

[자료 a-5] ①식품가공용 조미료(예)

성분	비율	성분	비율
L-글루타민산나트륨	20.0%	호박산	1.6%
염화칼륨	5.0%	D-솔비톨	1.0%
구연산3나트륨	3.6%	호박산나트륨	1.0%
인산2수소칼륨	2.3%	L-리진염산염	0.8%
유산칼슘	2.2%	탄산칼륨	0.8%
DL-알라닌	1.9%	DL-메티오닌	0.6%
5-이노신산나트륨	1.7%	L-아스파라긴산나트륨	0.3%
L-주석산수소칼슘	1.6%	L-아르기닌	0.1%
푸마르산나트륨	1.6%	단백질가수분해물 외	53.9%

⇩

표시 : 조미료(아미노산 등)

이 경우 '조미료(아미노산 등)'로 일괄표시한다.

[자료 a-6] ②pH조정제

(예 1)	
초산나트륨	55%
글리신	10%
글루코노락톤	8.0%
아디프산	5.0%
사과산	5.0%
메타인산나트륨	5.0%
폴리인산나트륨	5.0%
글루타민산나트륨	2.0%
리조팀	0.03%
전분 등	4.97%

〈표시〉	〈사용 목적〉
pH조정제 초산나트륨, 글리신	pH의 조정 보존기간 향상
조미료(유기산 등)	조미 목적

(예 1)	
초산나트륨	80.4%
빙초산	2.1%
푸마르산나트륨	2.0%
글리세린지방산에스테르	1.0%
호박산2나트륨	1.0%
이산화규소	1.0%
식품소재	12.5%

〈표시〉	〈사용 목적〉
pH조정제	pH의 조정
초산나트륨	보존기간 향상
산미료	산미 목적
조미료(유기산)	조미 목적

'pH조정제'로 일괄표시하지만, 업체의 사용 목적에 따라 표시가 다르다.

[자료 a-7] ③연어의 변색 방지제

> L-아스코르빈산나트륨
> L-아스코르빈산
> 감초유성추출물
> 탄산수소나트륨
> 구연산3나트륨
> 퀼라야추출물
> 글리세린지방산에스테르
>
> ---
>
> 연어의 변색방지에 사용한다(대일본 수출용의 경우는 반드시 사용하지만, 중국이나 EU로 수출하는 경우는 사용하지 않는 경우가 있다).
>
> ⇩
>
> 표시 : V·C

일괄표시는 'V·C' 뿐이다. V·C란 표의 주성분인 아스코르빈산과 아스코르빈산나트륨의 약칭이다.

[*17]캐리오버

첨가물 A가 들어 있는 식품을 원재료로 다른 가공식품을 제조한다고 하자. 최종적으로 만들어진 가공식품에서 첨가물 A의 기능이 없어졌다면 A에 관한 사항을 표시할 필요가 없다. 이것이 캐리오버다.

[자료 a-8] 진간장(혼합)

아미노산액, 식염, 탈지가공대두, 소맥, 포도당과당액당, 알코올, 캐러멜색소, 감미료(감초, 사카린나트륨, 스테비아), 조미료(아미노산 등), 보존료(안식향산나트륨), 비타민B1

⇩

표시 : 간장

[자료 a-8]은 캐리오버의 실제 예로, 가격이 저렴한 아미노산액 혼합간장의 원재료다. 몇 가지의 첨가물이 사용되고 있는데, 이 혼합간장으로 다른 식품을 만들었다면 그 식품의 원재료 표시에는 '간장'만을 표기한다.

간장의 첨가물은 최종적으로 만들어진 식품에는 효과가 없다는 해석이다. 감자 샐러드에 사용된 드레싱의 경우도 이와 마찬가지이다.

[*18]가공보조제

식품의 제조과정에서 사용된 첨가물이 최종 제품에 남지 않는 것, 남아 있다 하더라도 영향을 미치지 않거나, 식품에 본래 포함된 성분과 같은 성분의 첨가물을 가공보조제라고 하고 이를 표시하지 않는다.

예를 들어 대두에서 식용유를 추출할 경우 사용하는 n-핵산이나 식용유의 탈색, 탈취를 위한 산성백토(광물)와 활성탄 등이 이 경우에 해당한다. 아미노산액, 단백질가수분해물, 그리고 감귤의 속껍질을 벗기기 위해 사용하는 염산과 가성소다는 중화를 통해 식품에 잔류하지 않는다는 이유로 표시하지 않아도 된다.

또한 여러 가지 첨가물을 혼합해서 첨가하는 경우, 사용 목적에 따라 주성분 이외에는 가공보조제로 취급한다. 예를 들어 236쪽의 [자료 a-6]의 pH조정제의 표시 예를 보면, 보존기간 향상을 목적으로 하는 경우에는 주성분인 초산나트륨, 글리신으로 표시된다.

[*19]유전자조작기술

EU에서는 유전자조작농산물에 대해 신중한 입장을 취하고 있다. 그 이유는 ①잠재적 위해성이 있다(어떻게 만들어졌는지 알 수 없는 부분이 많다), ②농산물과 식품에 대한 독점화가 일어날 가능성이 있다, ③생태계가 붕괴될 수 있다(유전자조작기술을 통해 살충성이 있는 식물이 만들어질 가능성이 있다)는 것이다.

우리가 흔히 시장에서 구입하는 대부분의 두부나 낫토, 옥수수 통조림에는 '유전자조작농산물이 아님'이라는 표시가 있다.

하지만 '유전자조작식품이 자신의 식생활과는 별로 관계가 없다'고 생각한다면 큰 오산이다. 실제로 유전자조작식품은 의외로 우리 식생활에 깊숙이 침투해 있다.

현재 생산되고 있는 유전자조작농산물은 대두, 유채, 옥수수, 면화 등 288품종에 이른다(2014년 2월).

예를 들어 옥수수는 그대로 섭취하는 것보다 식용유, 전분 등으로 가공해 이용하는 경우가 훨씬 더 많다. 특히 옥수수전분은 시럽이나 첨가물의 원료로 이용된다. 여기에 사용되는 옥수수의 대부분이 유전자조작으로 생산된 것이다.

이와 마찬가지로 대두의 경우도 대두 그 자체나 두부, 낫토, 된장 등의 가공식품으로 섭취하는 양보다 기름이나 '대두단백질'의 원료로 사용하는 것이 훨씬 많다.

식용유의 원료인 유채나 대두는 미국에서 수입되는 양이 압도적으로 많은데, 원료 단계에서 다른 원료와 혼입되면 구분할 수가 없다.

앞서 감칠맛을 내는 조미료에 대해 이야기하면서 첨가물도 유전자조작기술을 이용해 제조하는 것이 있다고 했다. 여기에는 두 가지 유형이 있는데, 하나는 유전자조작기술에 해당하는 첨가물이고, 다른 하나는 유전자조작기술에 해당하지 않는 첨가물이다. [자료 a-9]는 유전자조작을 통해 제조하는 주요 첨가물을 소개하고 있다.

[자료 a-9] 유전자조작기술을 통해 제조된 첨가물 리스트

(일본 후생노동성 의약식품국 식품안전부 자료, 2014년 2월 12일)

① 유전자조작기술에 해당하지 않고, '안전성 심사'만으로 '건강영향평가'를 받지 않은 것 (57품목)

조미료·아미노산 : L-글루타민산, L-글루타민산나트륨, 5'-이노신산이나트륨, 5'-구아닐산이나트륨, 5'-리보뉴클레오티드이나트륨, L-아르기닌, L-아이소로이신, L-글루타민, L-트립토판, L-세린, L-트레오닌, L-바린, L-히스티딘, L-페닐알라닌, L-로이신 등

감미료 : 아스파탐

비타민 : 비타민B2(LU11439주)

효소 : α아밀라아제(T396주), 프로테아제, 리파아제 등

증점다당류 : 잔탄검, 젤란검

※ 유전자조작기술을 이용해서 제조한 첨가물에 해당하지 않는 것으로 간주되는 것은, 자연계에서도 일어날 수 있는 변형이나 아미노산 등의 최종 산물이 고도로 정제되어 유전자조작기술에서 유래하는 단백질이 포함되어 있지 않기 때문이다. 따라서 '유전자조작'이라고 표시하지 않는다.

② 유전자조작 식품첨가물로 취급되어 '안전성 심사'와 '건강영향평가'를 받아 고지된 것 (57품목)

α아밀라아제(6종), 키모신(2종), 플루 나제(2종), 리파아제(2종), 리보플라빈(VB2), 글루코아밀라아제, α글루코실트란스페라아제(2종), 사이클론덱스트린 글루카노트란스페라아제

③ 심사 중

키시라나아제(효소), α아밀라아제(MDT121주), 이외 2품목

※ 같은 첨가물이라도 유전자조작 방법에 차이가 있다.

새로운 유전자조작기술을 통해 만들어진 농산물과 첨가물의 종류가 해마다 증가하고 있으며, 현재 심의가 진행되고 있는 것도 상당히 많다. 이제 일본은 TPP에 가맹하여 앞으로 훨씬 더 많은 품목의 유전자조작 첨가물과 식품들이 밥상에 오를 것이다.

[*20]트랜스지방산 ※ 첨가물 아님

가공식품에 사용되는 기름의 대부분은 팜유(야자유)다. 팜유는 식물성 식용유 가운데 가격이 가장 저렴하고, 상온에서도 고체 상태로 응고되어 산화가 늦어져 오랜 기간 사용할 수 있다. 더욱이 팜유에 수소가스를 반응시키는 방법으로 화학처리를 하면, 기름이 더욱 단단하게 굳어 산화가 되지 않는다.

마가린의 원료가 되는 유지 역시 같은 방법으로 수소가스를 반응시켜 만든다. 이러한 기름을 '경화유'라고 부른다(45쪽 마가린 부분 참조).

가공식품의 원재료에 '옥수수경화유'라는 표시가 있다면, 옥수수기름에 수소가스를 첨가한 기름이라는 의미이다. 그런데 금속인 니켈을 넣고, 고온, 고압으로 수소가스를 반응시키는 과정에서 많은 양의 트랜스지방산이 생성된다.

세계보건기구와 국제연합식량농업기구의 '음식물 섭취, 영양 및 만성질환 예방에 관한 합동 전문가 보고서'에 따르면, 음식을 통한 트랜스지방산의 섭취를 가능한 한 낮춰야 하며, 최대 1일 섭취는 총에너지의 1% 미만이어야 한다고 경고하고 있다.

미국이나 EU에서는 기름을 사용한 포장식품에는 트랜스지방산이 얼마나 포함되어 있는지 표시하고 있으며, 패스트푸드점에서는 점포 내에 이를 표시하도록 하고 있다. 따라서 미국이나 EU로 수출하는 일본 식품에는 트랜스지방산의 함유량을 표시하고 있다.

그러나 현재 일본에서는 트랜스지방산에 대한 어떠한 규제도 없으며, 표시 의무도 없다. 이유는 미국이나 유럽보다 지방 섭취량이 적다는 것이다. 하지만 외식이나 가공식품의 증가와 여기에 사용되는 지방의 양과 질을 생각한다면 안심할 수는 없을 것이다.

트랜스지방산의 문제를 이야기할 때, 마가린이나 쇼트닝이 주로 이야기되는데 즉석면, 패스트푸드, 닭튀김 등의 튀김에 사용하는 기름도 경화유가 많다.

버터나 치즈에도 천연 트랜스지방산(리놀산)이 함유되어 있기는 하지만, 미국 식품의약국과 덴마크 등에서는 트랜스지방산의 규제를 더욱 강화하고 있다.

[*21]JAS마크 ※ 첨가물 아님

JAS마크는 일본의 소비자가 식품을 선택할 때 하나의 기준이 되고 있다.

JAS마크에는 '일반JAS(주로 가공식품)', '유기JAS', '특정JAS', '생산정보공표JAS', '정온관리유통JAS' 등 5종류가 있다. 가공식품에 있어서 JAS는 41품목, 171개의 규격이 있다.

JAS규격의 한 예로 냉장 햄버거의 규격을 소개하고자 한다.

"정의는 식육(소고기, 돼지고기, 말고기, 면양 또는 가금육)을 다진 것, 또는 소, 돼지, 말, 면양 혹은 가금류의 장기 및 가식부분(식용으로 할 수 있는 부위)을 다지거나 잘게 썬 것"이라고 규정하고 있다. 여기에서 말하는 장기 및 가식부분이란, "간장, 신장, 심장, 폐, 비장, 위, 장, 식도, 뇌, 귀, 코, 껍질, 혀, 꼬리, 횡경막, 혈액 및 지방층"을 말한다. 가금육은 닭, 거위, 오리고기 등을 말한다.

냉장 햄버거에는 정육 이외에 혈액이나 내장을 사용해도 상관이 없다. 고기와 조직이 비슷한 식물성 단백질(대두단백질) 첨가도 허용된다.

규격에 정해진 원료만 사용하면 JAS규격에 적합한 것으로 마크를 붙일 수 있다. JAS규격에 대해서는 일본 농림수산성 홈페이지의 'JAS규격 일람'에 공개하고 있다. JAS규격에서는 첨가물은 규정에 있는 것만 사용할 수 있지만, 현재 일본 농림수산성에서 첨가물로 지정한 것은 모두 사용할 수 있는 방향으로 검토가 진행 중이다. 소비자의 입장에서는 무엇을 위한 규격인지, 누구를 위한 규격인지 의문을 가질 수밖에 없다.

[자료 a-10] JAS마크

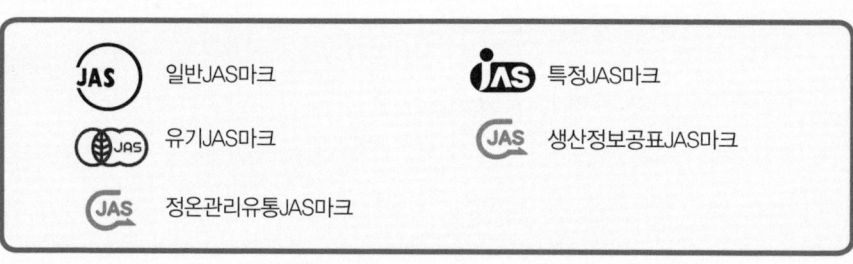

① 일반JAS

규격품위, 성분, 성능 등의 품질에 관한 JAS규격(일반JAS규격)을 만족하는 식품이나 임산물 등에 대해 첨부한다. 품목에 따라서 등급이 표시되기도 한다.

② 유기JAS

유기JAS규격을 만족하는 농산물(화학합성 농약이나 비료를 사용하지 않는 것을 기본으로 생산된 농산물) 또는 그 가공식품에 대해서 첨부한다.

③ 특정JAS

특별한 생산과 제조 방법으로 JAS규격(특정JAS규격)을 만족하는 식품이나, 동일한 종류의 일반 제품보다 품질 등에 특색이 있는 식품에 첨부한다. 숙성햄, 소시지, 베이컨 등.

④ 생산정보공표JAS

생산정보공표JAS규격을 만족하는 방법에 따라 급여하는 사료나 동물용 의약품 등의 정보가 공표된 소고기와 돼지고기, 또는 생산자가 사용한 농약과 비료 등의 정보가 공표된 농산물 등에 붙인다.

⑤ 정온관리유통JAS마크

제조에서 판매까지의 전 유통과정에서 일정한 온도를 유지하는 등 유통방법에 특색이 있는 가공식품에 첨부한다. 쌀밥을 사용한 도시락류(초밥, 김밥 등 포함)에 대해 인증을 받을 수 있다.

유기JAS에 대한 보충

　유기JAS마크가 붙어 있다고 결점이 없는 완전한 농산물이라는 의미는 아닙니다. 일본 농림수산성에서는 유기식품을 "인간에게도 지구 환경에도 좋은 식품"이라고 하고 있다. 일본 법률에서는 "화학적으로 합성된 비료와 농약을 사용하지 않을 것, 그리고 유전자조작기술을 이용하지 않을 것, 환경 부담을 줄이는 농업생산방법을 사용하는 농업"이라고 규정하고 있다(유기농업의 추진에 관한 법률 제2조).

　다른 한편으로는 유기JAS규격이 자연농법을 실천하는 생산자보다 엄격하지 않다는 지적도 있다. 예전에 일식 체인점에서 무농약, 무화학비료 당근 5t을 구해 달라는 부탁을 받은 적이 있다. 당연히 한 곳에서 조달할 수가 없어 전국 생산지에서 수집하는 것으로 했다. 만약 그 당시에 유기JAS라는 기준이 있었다면 전국에서 손쉽게 조달을 할 수 있었을 것이다.

　또한 최근 EU에서 네오니코티노이드계 농약이 꿀벌의 개체수를 줄이는 원인이 되고 있다는 보고가 나오면서, 독일에서는 2008년부터 7품목의 네오니코티노이드계 농약 사용을 금지했다.

　2013년 일본의 군마현에서는 이 농약을 항공살포했는데 초·중학생의 건강에 피해를 주는 사건이 발생하기도 했다. 일본에서는 아직도 이에 대한 규제의 움직임은 없으며, 잔류기준이 유럽의 300배가 넘는 농산물도 있다.

　국제적으로 농약 사용을 줄이자는 요청도 있지만, 장기적으로는 유기식품에 대한 국제기준을 충실하게 지키는 것이 국내 유기농업의 발전으로도 이어질 것이다.

인간이 만든 위대한 속임수
식품첨가물2

초판 1쇄 발행·2016년 4월 29일
초판 5쇄 발행·2023년 9월 15일

지은이·아베 쓰카사
옮긴이·정만철
펴낸이·이종문(李從聞)
펴낸곳·국일미디어

등   록·제406-2005-000025호
주   소·경기도 파주시 광인사길 121 파주출판문화정보산업단지(문발동)
영업부·Tel 031)955-6050 | Fax 031)955-6051
편집부·Tel 031)955-6070 | Fax 031)955-6071

평생전화번호·0502-237-9101~3

홈페이지·www.ekugil.com
블 로 그·blog.naver.com/kugilmedia
페이스북·www.facebook.com/kugilmedia
E - mail·kugil@ekugil.com

• 값은 표지 뒷면에 있습니다.
• 잘못된 책은 구입하신 서점에서 바꿔드립니다.

ISBN 978-89-7425-625-8(13590)